【一目了然学中医丛书】

金匮要略一学就通

林政宏博士 编著

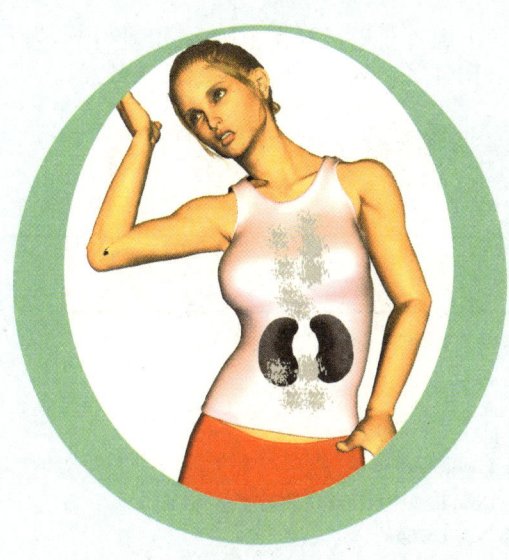

广东省出版集团

广东科技出版社

·广州·

图书在版编目（CIP）数据

金匮要略一学就通/林政宏编著. —广州：广东科技
出版社，2008.5（2020.6重印）
（一目了然学中医丛书）
ISBN 978-7-5359-4343-9

Ⅰ.金…　Ⅱ.林…　Ⅲ.金匮要略方论—研究
Ⅳ.R222.39

中国版本图书馆CIP数据核字（2008）第014228号

责任编辑：黄　铸　李　鹏　杨柳青
封面设计：李康道
责任校对：陈　静
责任技编：林记松
出版发行：广东科技出版社
　　　　　（广州市环市东路水荫路11号　邮码：510075）
E-mail：gdkjzbb@21.cn.com
http://www.gdstp.com.cn
经　　销：广东新华发行集团股份有限公司
印　　刷：佛山市浩文彩色印刷有限公司
　　　　　（南海区狮山科技工业园A区　邮码：528225）
规　　格：890mm×1230mm　1/32　印张8.5　字数170千
版　　次：2008年5月第1版
　　　　　2020年6月第2次印刷
定　　价：38.00元

如发现因印装质量问题影响阅读，请与承印厂联系调换。

目　录

古代计量单位说明

一方寸匕：约为2.74毫升。

一刀圭：一方寸匕的十分之一。

一撮：等于四刀圭。

一勺：等于十撮。

一合：等于十勺。

一升：等于十合。

一斗：等于十升。

一斛：等于五斗。

一石：等于二斛。

一钱：约为3.125克。

一两：等于十钱。

一铢：二十四铢等于一两。

【注】：《金匮要略》由于篇幅较长且内容繁琐，本书将各篇内容标记为不同的章节来做说明，以方便读者可以根据其先后顺序来学习。

序

　　《金匮要略》原名为《金匮要略方论》。《金匮要略》与《伤寒论》合称为《伤寒杂病论》，为东汉张仲景所撰。《伤寒杂病论》的内容简介，笔者在《图解伤寒论》一书中已有说明，因此不再赘述。

　　"金匮"的含义，是因古人习惯将贵重的物品放在"金匮"中贮存，"金匮"即表示极为珍贵的意思；"要略"两字，顾名思义，则是指简明扼要的意思。由此可以推测，东汉末年，由于战祸不断，百姓经常迁徙避难，文书保存不易，虽然经过西晋王叔和重新编撰，但《金匮要略》已经不是张仲景原著的全貌，而是经过删减后，所留存下最为宝贵的部分内容。

　　《金匮要略》的内容为，第一篇为总则，第二篇至第十七篇为内科病，第十八篇为外科病，第十九篇为杂病，第二十篇至第二十二篇为妇产科病，第二十三篇为杂疗方，第二十四篇至第二十五篇为饮食禁忌。

　　以笔者经验，《金匮要略》中记载的百合病（类似精神病）、中风、湿痹、病节病（风湿病）、虚劳（类似疲劳过度）、胸痹心痛（心区疼痛）、腹满（肥胖）、宿食（便秘）、痰饮、咳嗽、消渴（糖尿病）、小便不利（肾炎）、水气病（水肿）、黄疸病以及妇人胎前产后诸疾、杂病等，这些病证，即使在目前临床上，仍十分常见。

　　《金匮要略》记载方剂260余首，不仅重视单味药物在剂量大小与炮制方法的运用，更注重灵活地配伍不同的药物以加强疗效；书中对于汤剂的煎煮方法，有先煎、后下、冲服、分煎，去滓再煎等；对于煎药的用水来源，也细分为清水，泉水、甘澜水、浆水、水酒合煎、醋水合煎等；又特别讲究服药的方法，分别有"日再服"、"日三服"、"日夜连续多次服"、"一日不可再服"等。

在治疗方法中，《金匮要略》确立了麻、桂等汤药的汗法，瓜蒂汤的吐法，承气汤的下法，柴胡汤的和法，理中汤的温法，白虎汤的清法，鳖甲煎丸的消法，小建中汤与肾气丸的补法，开创了中医八法的诊治原则，因此，2 000余年以来，《金匮要略》成为历代立法制方的依据，而被后世推崇为"方书之祖"。

《金匮要略》与《伤寒论》的区别为：《伤寒论》是以论述外感病的证治为主，即所谓六经辨证，外感病的特点为发病急促，传变较快；而《金匮要略》则是以论述内伤杂病的证治为主，即所谓脏腑辨证，内伤杂病的特点则为发病缓慢，传变较慢。因此，《伤寒论》在治疗外感病时，通常以祛邪为主而兼顾正气，而《金匮要略》在治疗内伤杂病时，则必须以扶助正气为主而兼顾祛邪。

根据统计，《金匮要略》中约有42条与《伤寒论》原文相同，有很多诊治方法亦相互使用，因此正如《金匮要略浅注·序例》中所说："金匮要略，仲景治杂病之书也，与《伤寒论》相表里，然学者必先读《伤寒论》，再读此书，方能理解。

学习《金匮要略》，必须从"辨证"与"论治"两方面着手。所谓"辨证"，是指研究病证的特点与差异，综合病人的所有症候与脉象变化，才能作出正确的诊断；所谓"论治"，则是指根据病人体质的强弱、病情的变化，灵活地运用药物来治疗。这其中的医理，涉及了诊断、脉学、药物、方剂等领域，笔者原来准备作出全面且详尽的分析，但惟恐初学者因此而入歧路，同时又受限于篇幅之故，因此只能挑选书中最为重要与实用的内容来介绍，使初学者能快速地掌握其精髓，至于书中有关脉学理论与用药原则，笔者将择期再作进一步的说明。

林政宏博士

如何学习《金匮要略》

笔者以金匮要略（痰饮咳嗽病脉证治第十二）对于痰饮的治法为例，说明其诊治的精髓所在。

《金匮要略》中最为宝贵的经验在于，对于不同病证的主要症候都作出极为详细的分析，同时又配合脉诊的检验，确立了辨证论治的原则。除此之外，《金匮要略》对于药物方剂的掌握极为灵活，往往数种病可以用一种药来治疗，而数种药也可以用来治疗一种病，这其中的奥妙就在于，必须同时掌握病证的多变性以及配伍药物的功效性，才能在辨证与论治之间，游刃有余。

【注】痰饮病泛指水湿停聚于内所引起的病证，痰饮只是广义痰饮病中的一种证候。

有读者问，"经常吐痰不已，不咳嗽"，用大青龙汤治疗，却不见效果，这是什么原因？是不是剂量太小？或是药不对证？

痰饮病又可以分为痰饮、悬饮、溢饮、支饮四种类型。如果不明白这四者的区别，胡治乱医，请问，后果将会如何？

这四种痰饮病以痰饮的病情最轻；悬饮表示病及肝肺；溢饮表示病及脾肺；支饮表示病及肾肺。

（1）治疗痰饮病，首先必须明白痰饮病的意义。

痰饮的特点：病人在患病后，主要症状为由肥胖而变为消瘦，并且有水液在肠间流动的响声；除此以外，并没有其他症候，因此病情仍不太严重。

悬饮的特点：水饮流注于胁下，已经出现咳嗽、并且在吐痰时牵引胸胁疼痛。由于胸胁属于肝经循行路线，肝气被水饮所阻遏则出现胸胁疼痛，因此悬饮表示病及肝肺（病在上焦）。

溢饮的特点：水饮泛溢到四肢肌肉之间，由于不能出汗，反而出现身体疼痛沉重。脾主运化，脾主四肢肌肉，当脾病时则水湿停聚于肌肉而出现疼痛沉重，因此溢饮表示病及脾肺（病在中焦）。

支饮的特点：病人出现咳嗽气逆而喘息，呼吸急迫而不能平卧，以及轻度水肿。由于肾主水，肾主纳气，当肾病时则水湿停聚于内而水肿；当肾病时则不能纳气而气逆、喘息，因此支饮表示病及肾肺（病在下焦）。

（2）治疗痰饮病，必须明白病情的轻重，病情较轻者，可以用发汗法治疗。

病溢饮者，当发其汗，大青龙汤主之，小青龙汤亦主之。

当外感风寒初期，水饮仍未完全入于肝、肾时，属于痰饮或溢饮。如果此时外感风寒较轻而偏于寒证者，可以用小青龙汤治疗；小青龙汤用麻黄三两配伍桂枝发汗解表；并且用细辛、干姜、半夏温化寒饮。

如果此时外感风寒较重而偏于热证者，就应当用大青龙汤治疗；大青龙汤重用麻黄六两，并用石膏清泄郁热。

（3）治疗痰饮病，如果病情已经入里者，则不能再用发汗法；此时应用健脾法或温肾法。

夫短气有微饮，当从小便去之，苓桂术甘汤主之。肾气丸亦主之。

由于水饮已经引起呼吸短促，千万不能再用发汗法，以免损伤肺气而影响呼吸的顺畅；如果此时水饮仍不甚严重，就应当分辨是属于脾虚或肾虚，脾虚者

4

用苓桂术甘汤健脾；肾虚者用肾气丸温肾利小便，使水饮从小便而去。

（4）治疗痰饮病，如果出现伏脉或弦脉的，表示水饮已经深伏于内，此时不能再用补法，必须先以泻法去逐水饮。

病者脉伏，其人欲自利，利反快，虽利，心下续坚满，此为留饮欲去故也。甘遂半夏汤主之。

脉沉而弦者，悬饮内痛。病悬饮者，十枣汤主之。

如果出现沉伏的脉象，沉伏脉主里证，表示水饮已经阻遏血脉；

观察重点是患者泻下后反而觉得舒畅，但心窝处依然痞坚胀满，表示水饮仍停滞于内而未尽去，应当用甘遂半夏汤逐水散结。

弦脉主肝胆病，如果脉象沉而弦的，表示水饮停留在胁下，病情更为严重且影响及肝，应当服用比甘遂半夏汤更为峻猛的十枣汤治疗。

（5）治疗痰饮病，当病情恶化到损及肾时，称为支饮，此时又应当如何治疗？

膈间支饮，其人喘满，心下痞坚，面色黧黑，其脉沉紧，得之数十日，医吐下之不愈，木防己汤主之；虚者即愈，实者三日复发，复与不愈者，宜木防己汤去石膏加茯苓芒硝汤主之。

①如果经过误吐、误下治疗而损伤正气，此时必须攻补兼施。

此证为患痰饮病已有数十天，出现气喘胸满（病及肺），心下痞硬（中焦气机壅滞），面色暗黑（色黑主肾病），脉象沉紧（沉脉主里证；紧脉主寒、痛、宿食）。

由于此证经过误治，医生误用吐法、攻下法治疗而损伤正气，正气愈虚，则

②如果病情仍然没有改善，则在补气之后，应当加强消饮散结。

水饮更难去，此时必须攻补兼施，一方面补虚，一方面利水，应当服用木防己汤治疗。

如果服木防己汤后，病情没有改善，则应当服用木防己汤去石膏、加茯苓芒硝汤治疗，以加强消饮散结的药力。

心下有支饮，其人苦冒眩，泽泻汤主之。

③如果支饮病情较轻（病在胃），应当先健脾使水饮从小便而出。

如果支饮停留在心下脘腹部（属于脾胃），并没有出现呼吸喘逆，表示尚未病及肺，病情较轻，应当服用泽泻汤，先健脾使水饮从小便而出。

支饮胸满者，厚朴大黄汤主之。

④如果支饮属于湿热壅滞于胃（病在胃），应当攻下使水饮随大便而出。

如果水饮与邪热互相壅结，出现腹部胀满的（亦属于脾胃，但有湿热壅滞），应用厚朴大黄汤泻下，使水饮随大便而出。

支饮不得息，葶苈大枣泻肺汤主之。

⑤如果支饮导致肺气壅滞（病在肺），应当直接清肺。

患支饮病，由于水饮导致肺气壅滞，出现喘息、呼吸困难的，表示已经病及肺，病情较重，应当服用葶苈大枣泻肺汤，直接清肺泻痰。

治疗痰饮病，必须根据表证、里证、虚证、实证、痰饮停滞的部位以及病情的轻重来对证下药。

可见，"经常吐痰不已，不咳嗽"，读者所问的症状看似简单，其背后却蕴藏这么深厚的学问，如果不明白这些医理，怎能真正通晓医道呢？

由以上分析可知，治疗痰饮病，首先必须分辨痰饮是以表证为重，或里证为重。

如果病证以表证比较明显，当表证较轻而里证偏寒时，应当用小青龙汤治疗；当表证较重而里证偏热时，就应当用大青龙汤治疗。

如果病证以里证比较明显，又应当分为虚证或实证：

对于痰饮虚证，应当以苓桂术甘汤健脾；或是以肾气丸温肾，使水饮从小便而出。

对于痰饮实证，则应当用甘遂半夏汤、或是十枣汤来逐水散结。

对于痰饮病损及肾的支饮，此时应当服用木防己汤，一方面补虚，一方面利水；或是木防己加茯苓芒硝汤，以加强消饮散结的药力。

治疗支饮，又必须根据痰饮停滞的部位以及病情的轻重，或是用泽泻汤健脾使水饮从小便而出；或是用厚朴大黄汤泻下，使水饮随大便而出；或是用葶苈大枣泻肺汤，直接清肺泻痰。

《金匮要略》重点说明

（1）脏腑经络先后病脉证治第一

本篇论述脏腑经络先后发生病变的脉证。脏腑与经络是一个整体，脏腑有病将会影响到经络，经络有病也可以传变到脏腑，因此病证有先后的分别，治疗也有缓急之方法。

本篇对于杂病的病因、病机、诊断、治疗等问题，都作出原则性的归纳，以先后缓急为治疗的总则，因此将本篇列于首篇，属于全书的概论。

本篇共17条，第1条论述治未病的原则；第2条论述养生以及"千般灾难，不越三条"的三因学说；第3、4、5、6、7、9论述四诊方法；第8条论述气候变化；第10条论述病机；第11、12条论述疾病之预后；第13条论述病证的分类与五邪中人的规律；第14、15、17条论述表里同病等病证的施治法则；第16条论述护理原则。

（2）痉湿暍病脉证治第二

本篇论述痉、湿、暍三种病证。人体最常见的疾病，莫过于外感邪气所引起的病证。当外感邪气侵袭人体后，必然会随着邪气的传变，出现不同的症状，由于痉、湿、暍三病，均为外感所引起，因此合为一篇。

本篇共27条，其中第1～13条论治痉病；第14～24条论治湿病；第25～27条论治暍病。

痉病的症状表现项背强急，口噤不开，角弓反张，脉弦。

湿病的症状表现为关节疼痛，发热，身体沉重。

暍病的症状表现为发热，口渴，汗出，恶寒，身重。

（3）百合狐惑阴阳毒病脉证治第三

本篇论述百合、狐惑、阴阳毒三种病证。虽然三者的病因不同，但在某些症状上却颇为类似，百合病与狐惑病皆有神志迷糊的症候；狐惑病与阴阳毒也有腐蚀溃烂的症状，因此合为一篇。

本篇共15条，其中第1~9条论治百合病；第10~13条论治狐惑病；第14~15条论治阴阳毒病。

百合病的症状表现为默默安静、或是精神恍惚，欲卧不能卧，欲行不能行，口苦、小便赤、脉微数。

狐惑病的症状表现为目赤、咽喉、前后二阴腐蚀溃烂。

阴阳毒的症状表现为发斑、咽痛。

（4）疟病脉证并治第四

本篇共5条，专论疟疾，但没有全面论述疟病的症候。其中2条只有论治而无方剂，3条则方剂与论治皆备。

疟病的症状表现为身体有时出现寒颤，有时出现壮热，发病有一定的时间，通常在寒热交作之后会大汗而出，令人痛苦异常。

疟病的病因主要是因人体于夏季伤于暑热，大量汗出后导致肌表腠理开泄，此时感受秽气，藏伏于腠理皮肤中，并且于秋季再次被风邪所伤，因此发为疟疾。

（5）中风疬节病脉证并治第五

本篇论述中风与疬节病。由于二者都是因体内正气先虚，感受外邪所引起，因此合为一篇。

本篇原文共10条，其中第1~2条论治中风脉证；第3条论瘾疹；第4~10条论治疬节病。

①中风病的症状表现为半身不遂、口眼歪斜，严重时则会出现突然昏仆不醒等症状。

②疬节病的症状表现为肢节剧烈疼痛，由于疼痛时犹如被虎所咬，故又称为"白虎疬节"。

中风的病因可以分为外风与内风两类。外风是指由风寒邪气所致；内风则是指平素因气血亏虚，损伤五脏之阴液，导致肝阳偏亢，因而引起中风。

病节病的病因为人体外感风寒湿邪所致，而正气亏虚则为其发病的重要诱因。

（6）血痹虚劳病脉证并治第六

本篇论述血痹、虚劳两种病证。由于两者皆属于虚证，症状有些类似，故合为一篇。

本篇共18条，第1～2条论治血痹证；第3～7条、第9～12条论治虚劳病；第8、13～18条论治虚劳病七种方证。

①血痹的症状表现为肢体局部麻木，大多不疼痛，或仅出现轻微的疼痛感。

应当注意的是，血痹与风湿邪气所引起的痹证并不相同，二者的区别在于：血痹以肌肤麻痹但无痛感为特点；痹证则以肢节疼痛为特点。

②虚劳的症状表现为面白，短气少力，动则气喘心悸，语声低微，腹满不饱，虚烦不眠，遗精盗汗，小便不利等。

（7）肺痿肺痈咳嗽上气病脉证治第七

本篇论述肺痿、肺痈、咳嗽上气三种病证。由于三者皆属于肺部的病变，故合为一篇。

本篇共15条，第1、5、10条论治肺痿；第1、2、11、12、15条论治肺痈；第3、4、6、7、8、9、13、14条论治咳嗽上气。

①肺痿的症状表现为经常咳嗽、咳吐浊唾涎沫等。

应当注意的是，肺痿可以分为虚热与虚寒两种类型。虚热肺痿，是因邪热壅滞在上焦所致；虚寒肺痿，则是因阳气不足，导致肺中虚冷所致；临床上以虚寒肺痿比较多见。

②肺痈的症状表现为发热，咳嗽，咳吐脓痰腥臭，咳吐脓血等。

肺痈的主要病因为，风热毒邪侵犯肌表，导致肺气不利，痰涎内结，邪热久郁则成脓。

一般来说，肺痿属于虚证，而肺痈属于实证，但如果肺痈久病不愈，到了后期，则会转变为虚证。

③咳嗽上气的症状表现为肺气不利，气逆于上，不能平卧。

（8）奔豚气病脉证治第八

本篇共5条，第1条论治奔豚气病；第2、3、4条则说明其治疗方法。

奔豚气的症状表现为病人自觉有一股逆气从少腹上冲于胸口咽喉，如同豚之奔跑一般，故称为奔豚气。

奔豚气的主要病因为，由于患者平素心肾亏损不足，又因惊恐过度，导致气机逆乱，加上医生误治，以发汗法发汗太过，更加损伤阳气，于是下焦肾气上逆而发生奔豚。

（9）胸痹心痛短气病脉证治第九

本篇论治胸痹、心痛、短气三种病证。由于胸痹、心痛与短气都属于心胸部位的病变，均有胸背疼痛的症状，故合为一篇。

本篇共有9条，第1条论治胸痹、心痛；第2条论治短气；第3条论治胸痹的症方；第4～8条论治胸痹、心痛或短气的并发症；第9条论治心痛证治。

①胸痹的症状表现为胸中憋闷疼痛，肺气不利，短气喘息等。

胸痹的主要病因为，由于上焦阳气亏虚，寒痰水饮等阴邪太过于充盛而上逆，导致胸口气机闭塞不通而发病。

②心痛的症状表现为心胸和上腹部疼痛。

③短气是指呼吸短促，主要是由胸痹或心痛所引起。

（10）腹满寒疝宿食病脉证治第十

本篇论述腹满、寒疝、宿食三种病证。由于三者都属于胃肠病变，皆以腹部胀满或疼痛为主，故合为一篇。

本篇共26条原文，第1～8、20条主要论述腹满、寒疝的脉证；第9、11、12、13条论述实证腹满的四种方证；第10、14～19

条论述寒疝的七种方证；第21～26条论述宿食病证治。

腹满：指腹部胀满。腹满的病因可以分为实证与虚证两类，属于实证的，大多与胃肠有关；属于虚证的，大多与脾肾有关。

寒疝：指阴寒性的腹痛。由于脏腑虚弱，阴寒邪气壅结于内而互相搏击，导致腹痛里急所致。

宿食：指脘腹胀痛、呕吐或下利的伤食证。

（11）五脏风寒积聚病脉证并治第十一

本篇论述五脏风寒、五脏死脉、三焦病证、脏腑积聚的病证。本篇所论中风、中寒，是指五脏遭受外界风寒邪气的侵袭而引起的里证，与《伤寒论》里的中风、中寒侵袭肌表所引起的表证并不相同。

本篇共20条，第1、4、8、13条论述肺、肝、心、脾中风；第2、5、9条论述肺、肝、心之中寒；第3、6、11、14、17条论述五脏死脉；第10、12条论述心伤、血气亏虚；第18、19条论述三焦脏腑的病证；第20条论述积聚、谷气；第7、15、16条论述肝着、脾约、肾着三种证治。

（12）痰饮咳嗽病脉证并治第十二

本篇论述痰饮与咳嗽病证，并且着重于对痰饮病的论治。至于咳嗽一证，主要是因痰饮所引起的咳嗽诸症，与《肺痿肺痈咳嗽上气病篇》所载之"咳嗽"并不相同。

痰饮有广义和狭义之分：广义的痰饮概括了四种饮病——痰饮、悬饮、溢饮、支饮；而四饮中个别的痰饮证，则属于狭义的痰饮。除了四饮之外，尚有"留饮"和"伏饮"。

所谓留饮，即水饮久留而不行者；伏饮，即水饮潜伏于内而反复发作者。留饮与伏饮是指病程较长的痰饮病。

本篇共41条，第1～15、19、20条论述痰饮病总论；第16、17条论述微饮；第18、29条论述狭义痰饮；第21、22条论述悬饮；第23条论述溢饮；第24～41条(除29条以外)论述支饮。

（13）消渴小便利淋病脉证并治第十三

本篇论述消渴、小便不利和淋病三种病证。由于三者都与肾和膀胱的病变有关，并且兼有口渴、小便异常等症，故合为一篇。

本篇共13条，第1、2、3、5、6、8、12条论述消渴病；第4、10、11、13条论咳嗽小便不利；第7、9条论述淋病。

消渴：指内科杂病中的消渴病（以饮、多食、多尿与身体消瘦为特点），以及热病引起的消渴症。

小便不利：指排尿异常，小便困难量少，病因可以分为外感与内伤两方面。

淋病：指小便淋漓涩痛，或闭塞不通等症，又可以分为五淋，即石淋、血淋、膏淋、气淋、劳淋。

（14）水气病脉证并治第十四

本篇论述水气病的病证。水气病是由于外感或内伤，主要是因肺、脾、肾三脏发生病变，导致阳气亏损而不能约制水液，水气因而停滞于内所致，又可以分为风水、皮水、正水、石水、黄汗等五种。

本篇共32条，第1、4、8、9、10、11、18条论述水气病；第6、7、12条论述因宿疾所引发的水肿病；第2、3、22、23条论述风水；第5、24、25、27条论述皮水；第26条论述正水；第21条论述水气病的误治；第13、17条论述五脏水病；第28、29条论述黄汗病；第19、20条论述血分病；第30、31、32论述气分病。

（15）黄疸病脉证并治第十五

本篇论述黄疸病的证治。黄疸病又可以分为谷疸、酒疸、女劳疸、黑疸等类型。

第11、12条论述黄疸病的预后；第3、13条论述谷疸；第4、5、6、15论述酒疸；第16～22条论述黄疸病及其变证；第7、14条论述黑疸。

黄疸病的病因为湿毒蕴结化热，形成湿热疫毒而深入血分，血分淤热溢于周身；症状表现为"三黄"，即下流膀胱则尿黄，上泛面目则目黄，外熏皮肤则身黄。

谷疸：与饮食不节有关。

酒疸：与嗜酒有关。

女劳疸：与房劳或肝气郁滞、劳倦体衰有关。

黑疸：为各类疸病恶化所出现的晚期症候。

（16）惊悸吐衄下血胸满淤血病脉证治第十六

本篇论述惊悸、吐、衄、下血、胸满、淤血病。由于这些病证皆与心和血有关，故合为一篇。

本篇共17条。第1、12、13条论述惊悸；第2～9条论述血证的病证及预后；第14、17条论述吐血、衄血；第15、16条论述下血证；第10、11条论述淤血。

惊：指惊恐，精神紧张、卧起不安。大多由外因引起，如意外刺激所致。

悸：指自觉心中跳动，大多由内因引起，故惊必兼悸，而悸不必兼惊，但悸久则善惊。

血证：凡是血液不能循行于血脉之中，上溢于口鼻，下出于二阴，或渗于肌肤等病证，统称为血证。

吐血：指血从口出，通常由胃而来，量多色鲜或紫黯。

衄血：通常是指鼻出血；也指从鼻、齿、舌、耳流溢而出的血液。

下血：指便血，血从大便而下。本篇将下血分为远近。先血后便，称近血；先便后血称远血。

淤血：指血液运行不畅，停滞于体内所产生的各种病证。

（17）呕吐哕下利病脉证治第十七

本篇论述呕吐、哕、下利等病证。三者主要与脾胃肠功能失常，或肾阳不足有关，故合为一篇。

本篇共47条，第1～6条、第8～21条论述呕吐；第7、22、23条论述哕病；第24～47条论述下利。

呕吐：指邪气侵扰于胃，胃失和降，导致胃气逆上所引起胃不受食，食入即吐的症状。

哕：指呃逆，由于胃气逆上，上冲于喉间，故发出声短而频，不能自主的声音。

下利：包括泄泻和痢疾。

泄泻：指排便次数增多，粪便清稀甚至如水液状。

痢疾：指腹痛，里急后重，下痢赤白脓血，便意频频等症状。

（18）疮痈肠痈浸淫病脉证并治第十八

本篇论述痈肿、肠痈、金疮、浸淫疮四种病证。由于四者都属于外科病的范围，故合为一篇。

本篇共8条，第1、2条论述痈肿；第3、4条论述肠痈；第5、6条论述金疮；第7、8条论述浸淫疮。

痈：指发生于皮肉之间的急性化脓性疾病。主要是因外感六淫邪毒，内伤七情饮食，毒邪侵袭，导致气血壅塞不通所致。

肠痈：痈又可以分为内痈与外痈，内痈生于脏腑，外痈则发在体表。肠痈属于内痈的范畴。

金疮：即刀斧所伤。

浸淫疮：俗名黄水疮，相当于"湿疹"，属于过敏性的皮肤病，症状表现为初起形如粟米状，搔痒不止而剧烈，搔破即流黄水，蔓延迅速，以至浸淫成片。本证大多因风、湿、热邪客于肌肤所致。

（19）趺蹶手指臂肿转筋阴狐疝蛔虫病脉证治第十九

本篇共8条，第1～4条分别论述趺蹶、手指臂肿、转筋、阴狐疝等四种病证；第5～8条论述蛔虫病。

趺蹶：指因跌倒外伤所引起的两足僵直、行动困难的一种病证。

手指臂肿：指手指和臂部发生肿胀颤动，或肌肉出现跳动的病证。

转筋：即筋脉拘挛，大多为下肢小腿肚肌肉出现拘挛疼痛。

（20）妇人妊娠病脉证并治第二十

本篇论述妇人妊娠病之证治。

本篇共有11条，第1条论述妊娠之早期证治；第2条论述妊娠兼有症病；第6条论述妊娠呕吐；第3、5条论述妊娠腹痛；第4条论述妊娠下血；第7、8条论述妊娠小便不利；第9、10条论述胎动不安；第11条则论述养胎。

妊娠腹痛：主要是因阴寒内盛，阳气不足以温煦胞宫；或是因肝脾不和，气郁血滞，或是因脾湿不运，皆会导致妊娠腹痛。

妊娠下血：因平素患有症病，淤血不去，胎元失养；或是因冲任虚损，阳气亏损而不能收摄，导致阴血不能内守，故淋漓下血。

妊娠恶阻：因胃气亏损，虚寒水饮停滞，导致浊气上逆所致。

妊娠小便难：主要是因湿热内阻，肺气失于通调，导致气化受阻，水气内停所致。

（21）妇人产后病脉证治第二十一

本篇论述妇人产后常见病的证治。包括有产后郁冒、产后大便难、产后腹痛、产后发热、产后中风、产后下利等病证。

产后病：是指孕妇在生产完后，由于气血耗损，元气虚弱，每每稍有不慎，则容易感受外邪以及其他疾患，如痉病、郁冒和大便难，或是产后腹痛、中风、下利以及烦乱呕逆等病证。

产后病的病因主要为：一是冲任损伤，失血过多；二是淤血内阻；三是外感六淫或饮食房劳所伤。

本篇共11条，第1、2、3条论述新产三病；第4、5、6条论述产后腹痛；第7条论述产后淤热；第8、9条论述产后中风；第10条论述产后呕逆；第11条论述产后下利。

（22）妇人杂病脉证并治第二十二

本篇论述妇人杂病的证治。妇人杂病的病因，主要为虚、积冷、结气三种因素。

本篇共22条，第1、2、3、4条论述热入血室；第5条论述梅核气；第6条论脏燥；第7条论述寒饮；第9、11、12条论述漏下；第10、13、14条论述经水不利；第15条论述白带；第16、17、18条论述腹痛；第19条论述转胞；第20条论述阴寒；第21条论述阴疮；第22条论述阴吹。

妇人杂病常见的三种病因：虚、冷、结气。

虚：指气血虚少不足，气血因而运行缓慢，或是滞涩不畅，容易导致血气凝结，络脉阻滞，造成月经不调和经闭不行等病证。

冷：指遭受寒邪侵袭。寒性凝滞，容易导致血脉凝结，气机不利，造成腹痛、带下等病证。

结气：指气机郁结，大多与情志有关。如果气机郁结而不利，则容易导致痛经，经水不利，梅核气，脏燥等病证。

1. 脏腑经络先后病脉证治第一

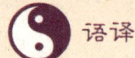 1-1

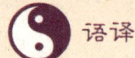 语译

问曰：上工治未病，何也？

有人问：高明的医生，在疾病尚未形成之前就事先治疗，这是什么原因呢？

师曰：夫治未病者，见肝之病，知肝传脾，当先实脾，四季脾土不受邪，即勿补之。

老师回答：事先治疗尚未形成的疾病，是因为疾病可以传变的缘故。例如，见到肝的病证，根据五行学说的规律，肝病可以传给脾，因此在治疗时，应当首先调养脾脏，如果此时脾脏还没有发病，就不可以用补法来补脾。

中工不晓相传，见肝之病，不解实脾，惟治肝也。

一般的医生不明白这种道理，每每一见到肝病，不懂得必须先调养脾脏，反而一味地治疗肝病。

夫肝之病，补用酸，助用焦苦，益用甘味之药调之。酸入肝，焦苦入心，甘入脾。

岂不知，治疗肝虚证，可以用酸味的药物来补益，用苦味的药物来辅助，用甘味的药物来调和。这是因为，酸味入于肝经，苦味入于心经，甘味入于脾经。

脾能伤肾，肾气微弱，则水不行；水不行，则心火气盛，则伤肺；肺被伤，则金气不行；金气不行，则肝气盛，故实脾，则肝自愈。

如果脾土充盛，就能克制肾水；如果肾气亏虚，就会导致水液运行失常而停滞于下焦；当水不能上行来克制心火时，就会导致心火炽盛而伤肺；如果肺脏受伤，就会导致肺气虚弱；当肺虚不能克制肝气时，就会导致肝气充盛，如果肝气充盛，则肝虚证就可以自行痊愈。

此治肝补脾之要妙也。肝虚则用此法，实则不在用之。

经曰：虚虚实实，补不足，损有余。是其义也。余脏准此。

夫人禀五常，因风气而生长，风气虽能生万物，亦能害万物。如水能浮舟，亦能覆舟。

若五脏元真通畅，人即安和，客气邪风，中人多死。

千般灾难，不越三条：一者，经络受邪，入脏腑，为内所因也；二者，四肢九窍，血脉相传，壅塞不通，为外皮肤所中也；三者，房室、金刃、虫兽所伤，以此详之，病由都尽。

这就是治疗肝虚证必须要先补脾的原因，但是，对于肝实证，就不能使用这种方法。

内经上说："如果用泻法来治疗虚证，就会导致虚证更虚，如果用补法来治疗实证，就会导致实证更实。因此，虚证要用补法，实证要用泻法。治疗肝病，应当先分虚实，治疗其他脏腑的病证，也是如此。"

人体的生长，必须禀受自然界中的木、火、土、金、水五种物质。自然界的气候可以孕化万物，也能伤害万物，就好比水能浮舟，也可覆舟一般。如果人体的五脏真气充实，营卫通畅，就不会发生疾病；如果人体遭受邪气侵袭，就会发生疾病，甚至死亡。

所有疾病的原因，可以归纳为三类：其一是经络先感受邪气，然后传入脏腑而引起疾病，这属于内因；其二是外邪侵袭皮肤，阻遏四肢九窍的气血运行而引起疾病，这属于外因；其三是由于房事不节、金刃、虫兽所引起的疾病，这属于非内外因。用这种方法来归纳，就可以概括所有疾病的原因了。

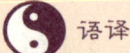 1-2

若人能养慎，不令邪风干忤经络，适中经络，未流传腑脏，即医治之，四肢才觉重滞，即导引、吐纳、针灸、膏摩，勿令九窍闭塞。更能无犯王法禽兽灾伤，房室勿令竭乏，服食节其冷热苦酸辛甘，不遣形体有衰，病则无由入其腠理。腠者，是三焦通会元真之处，为血气所注；理者，是皮肤脏腑之文理也。

问曰：病人有气色见于面部，原闻其说。

师曰：鼻头色青，腹中痛，苦冷者死；一云：腹中冷，苦痛者死。

鼻头色微黑者，有水气；

色黄者，胸上有寒；

色白者，亡血也。

语译

如果平时注重养生，防止外邪侵犯人体经络，便能保持健康。如果不小心感受外邪，则应在外邪尚未内传到脏腑时就立即治疗；必须在初步感受到四肢沉重不适时，立即采用导引、吐纳、针灸、膏摩等方法来治疗，以免导致九窍闭塞不通。同时，还应注意不可触犯法律，避免受到禽兽伤害，房事有节制，衣着、饮食适中，五味调和，不要使身体遭受虚损，则病邪不能侵犯人体的腠理。所谓腠，是指人体三焦元气的通路，为血气灌注的地方；所谓理，是指人体皮肤与脏腑的纹理。

有人问：病人的气色可以反映在面部，这要如何分辨呢，想听听您的意见？

老师回答：当鼻部出现青色，兼有腹中疼痛时，如果又出现严重怕冷的现象，属于危重症候；

如果鼻部出现微黑，表示为水液停聚于内；

如果面部出现发黄，表示为胸口中有阴寒停滞；

如果面部出现白色，表示为失血过多所致；

当人体失血过多时，如果面部出现微红的颜色，又不是因邪热所致，表示为虚阳浮越于上，阴阳离决的死证；

设澉赤非时者死。

其目正圆者痉，不治。

又色青为痛，

色黑为劳，

色赤为风，

色黄者便难，

色鲜明者有留饮。

如果两眼直视，转动不灵活，表示为严重的痉病，属于不治之症。

如果面色发青，表示为痛证；

如果面色发黑，表示为肾劳；

如果面色红赤，表示为风热；

如果面色发黄，表示为大便困难；

如果面部浮肿，并且颜色鲜明光亮的，表示为水饮内停之证。

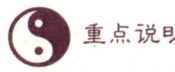 重点说明

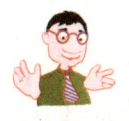

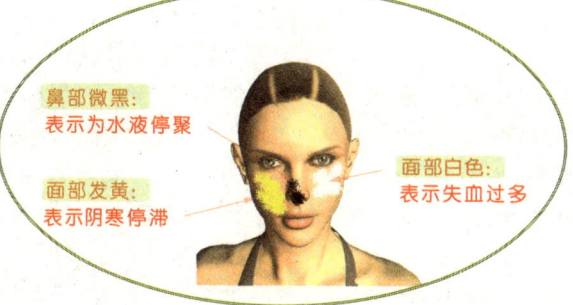

鼻部微黑：
表示为水液停聚

面部发黄：
表示阴寒停滞

面部白色：
表示失血过多

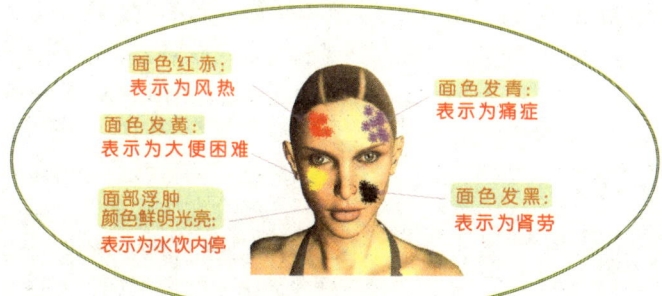

面色红赤：
表示为风热

面色发黄：
表示为大便困难

面部浮肿
颜色鲜明光亮：
表示为水饮内停

面色发青：
表示为痛症

面色发黑：
表示为肾劳

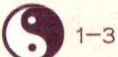 1-3

师曰：病人语声
寂然喜惊呼者，骨节
间病；语声喑喑然不
彻者，心膈间病；语
声啾啾然细而长者，
头中病。

师曰：息摇肩
者，心中坚；息引胸
中上气者咳；息张口
短气者，肺痿唾沫。

师曰：吸而微
数，其病在中焦，实
也，当下之即愈；虚
者不治。

在上焦者，其吸
促；在下焦者，其吸
远，此皆难治。呼吸
动摇振振者，不治。

师曰：寸口脉动
者，因其王时而动，
假令肝王色青，四时
各随其色。肝色青而
反色白，非其时色
脉，皆当病。

老师说：如果病人平时安静无
声，却突然惊叫的，表示关节疼痛；
如果声音低微不清楚的，表示痰湿阻
遏于胸膈；如果声音细小而呻吟不断
的，表示头痛。

老师说：如果病人呼吸时摇动两
肩，表示邪气壅塞于胸膈；如果呼吸
时引动肺气上逆，则出现咳嗽；如果
出现上气不接下气的，表示为咳吐涎
沫的肺痿病。

老师说：如果呼吸气息比较微弱
而偏快的，表示病邪阻塞于中焦，如
果属于实证，则应当服用泻下药；如
果属于虚证，表示病情危笃。

如果病在上焦心肺的，则出现呼
吸短促而困难；如果病在下焦肝肾
的，则出现呼吸深长，两者都属于难
治的病证。如果兼有全身动摇不止
的，表示元气大亏，属于不治之症。

老师说：寸口部的脉象，会随着
季节而变化，同时，面部的颜色也会
随之变化。

例如，春季时，应于肝，应当出
现面色青，弦脉，表示健康无病，其
他季节则应当出现夏赤、秋白、冬
黑。如果在春季时，不出现青色而反
出现白色，如果颜色与脉象都不能应
于肝，就会发生疾病。

有人问：自然界的时令和节气，
通常是相应的。然而，有时候，时令
未到而相应的节气却已到，或是时令

22

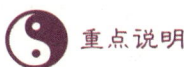 重点说明

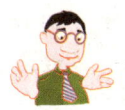

呼吸时摇动两肩:
表示邪气壅塞于胸膈

上气不接下气:
表示为肺痿病

呼吸时引动肺气上逆:
则咳嗽

呼吸气息微弱而偏快:
表示病邪阻塞于中焦

病在上焦心肺:
则呼吸短促而困难

兼有全身动摇不止的:
表示元气大亏

病在下焦肝肾:
则呼吸深长

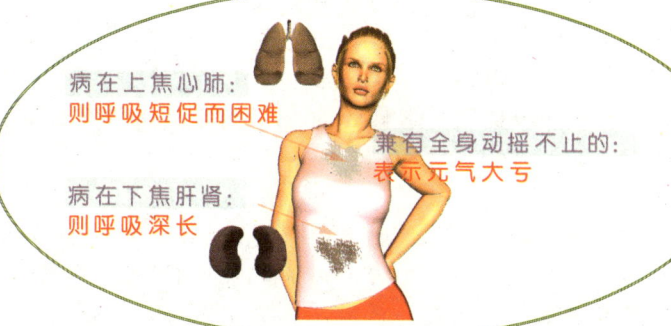

寸口部的脉象: **会随着季节而变化**

同时,面色也会随之变化

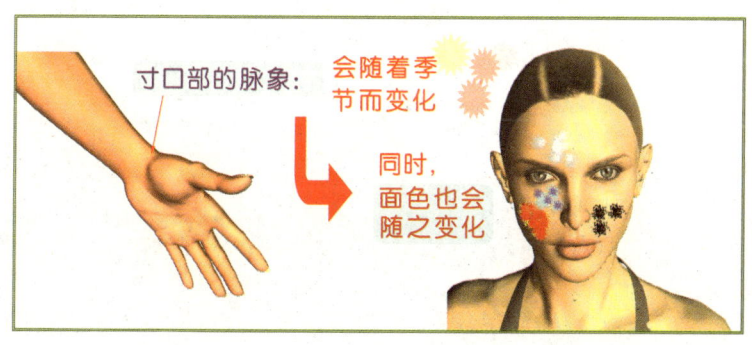

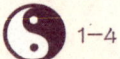 1-4

问曰：有未至而至，有至而不至，有至而不去，有至而太过，何谓也？

师曰：冬至之后，甲子夜半少阳起，少阳起之时阳始生，天得温和。

以未得甲子，天因温和，此为未至而至也；以得甲子而天未温和，为至而不至也；以得甲子而天大寒不解，此为至而不去也；以得甲子而天温和如盛夏五六月时，此为至而太过也。

师曰：病人脉浮者在前，其病在表；浮者在后，其病在里。腰痛背强不能行，必短气而极也。

 语译

已到而相应的节气却未到，或是时令已到而不相应的节气却未去，或是时令已到而不相应的节气却提早来到，所谓"春行夏令"，这是什么原因呢？

老师回答：冬至以后的第一个甲子夜半，属于少阳当令初起之时，此时阳气初生，天气应当温暖和煦。

如果冬至后尚未到甲子日，而气候却已经变暖，属于时令未到而节气已到；如果已到甲子日而气候尚未温暖，属于时令已到而节气未到；如果已到甲子日而气候仍然寒冷，属于时令已到而严寒的节气未去；如果已到甲子日而节气却已像夏季那样炎热，属于时令已到而温热节气却提早来到。

老师说：如果病人的寸部出现浮脉，表示病在肌表；尺部出现浮脉，表示病在体内。如果腰背疼痛，不能行走，则会出现呼吸短促的病危证候。

问曰：经云：厥阳独行何谓也？

师曰：此为有阳无阴，故称厥阳。

问曰：寸脉沉大则滑，沉则为实，滑则为气。实气相搏，血气入脏即死，入腑即愈，此为卒厥。何谓也？

师曰：唇口青，身冷，为入脏即死；如身和，汗自出，为入腑即愈。

有人问：内经上说，"厥阳独行"，这是什么原因呢？

老师回答：这是因为阴气衰竭于下，导致阳气失去依附，有升无降，孤阳上逆，因此称为"厥阳独行"。

有人问：寸口的脉象沉大而滑，沉脉主实邪内阻，滑脉主气病。实邪与气病相互搏结，如果病邪入于脏，表示病情较重；如果病邪入于腑，表示病情较轻，这种证候称为"卒厥"，这是什么原因呢？

老师回答：如果病人突然昏倒，出现口唇青紫，皮肤和四肢发凉，属于病邪入于脏，表示病情严重，预后不良；如果病人身体温和，微汗自出，属于病邪入于腑，表示病情容易痊愈。

 重点说明

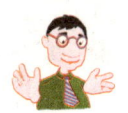

时令和节气：
通常是相应的

春夏秋冬

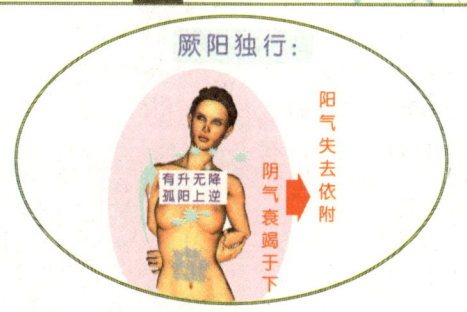

厥阳独行：

有升无降 孤阳上逆

阳气失去依附

阴气衰竭于下

 1-5

问曰：脉脱入脏即死，入腑即愈，何谓也？

师曰：非为一病，百病皆然。譬如浸淫疮，从口起流向四肢者，可治；从四肢流来入口者，不可治；病在外者，可治；入里者，即死。

问曰：阳病十八，何谓也？

师曰：头痛，项、腰、脊、臂、脚掣痛。阴病十八，何谓也？

师曰：咳，上气，喘，哕，咽，肠鸣，胀满，心痛，拘急。五脏病各有十八，合为九十病；人又有六微，微有十八病，合为一百八病，五劳七伤六极，妇人三十六病，不在其中。

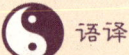 语译

有人问：如果病人的脉搏突然消失不见，当病邪入于脏则死，当病邪入于腑即愈，这是什么原因呢？

老师回答：不仅仅是因脉搏突然消失不见才会如此，其他的病证也是这样的。譬如，患浸淫疮病，如果疮从口向四肢发展，表示病势由内向外发展，因此病情可以很快治愈；如果疮从四肢向口蔓延，表示病势由外向内发展，因此病情不容易治愈。总之，病在脏则病情较重；病在腑则病情较轻；病势由外传内的难治；病势由内传外的易治。

有人问：阳病有18种，是哪些病证呢？

老师回答：包括头痛，项、腰、脊、臂、脚抽掣疼痛。阴病18种，是哪些病证呢？

老师回答：有咳、上气、喘、哕、咽、肠鸣、胀满心痛、拘急。五脏病各有18种，总共为90种病；人又有六腑，六腑分别各有18种病，故总合为108种病。此外还有五劳、七伤、六极和妇女36种病，都不包括在内。

清邪居上，浊邪居下，大邪中表，小邪中里，谷饪之邪，从口入者，宿食也。五邪中人，各有法度。

雾露邪气，大多侵袭人体的上部；水湿邪气，大多侵袭人体的下部；风邪大多侵袭体表；寒邪大多侵袭体内；从口而入的疾病，则属于饮食不节的食积病。

风、寒、湿、雾、饮食侵袭人体，分别具有一定的规律。

 重点说明

患浸淫疮病

疮从口向四肢发展：
表示病势由内向外发展，病情可以很快治愈。

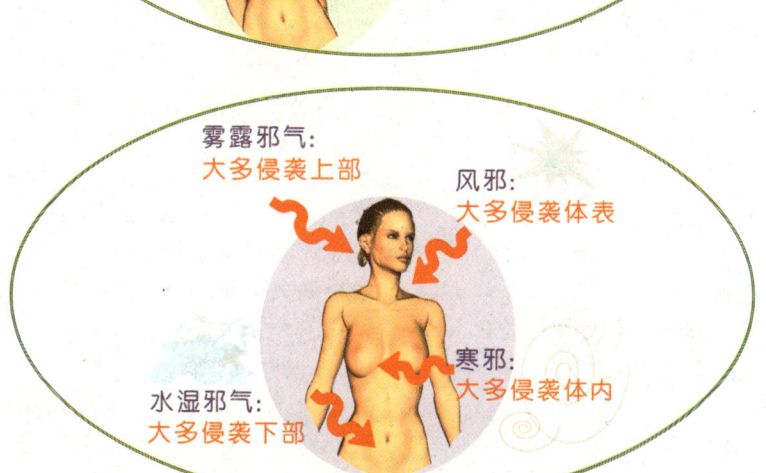

雾露邪气：
大多侵袭上部

风邪：
大多侵袭体表

寒邪：
大多侵袭体内

水湿邪气：
大多侵袭下部

 1—6

风中于前，寒中于暮，湿伤于下，雾伤于上，风令脉浮，寒令脉急，雾伤皮腠。湿流关节，食伤脾胃，极寒伤经，极热伤络。

问曰：病有急当救里救表者，何谓也？

师曰：病，医下之，续得下利清谷不止，身体疼痛者，急当救里，后身体疼痛，清便自调者，急当救表也。

夫病痼疾加以卒病，当先治其卒病，后乃治其痼疾也。

师曰：五脏病各有所得者愈；五脏病各有所恶，各随其所不喜者为病。

病者素不应食，而反暴思之，必发热也。

 语译

风邪大多在上午侵袭人体，寒邪大多在傍晚侵袭人体；湿邪侵袭人体的下部，雾邪侵袭人体的上部。风邪表现为浮脉，寒邪表现为紧脉，雾露之邪容易损伤人体皮肤腠理，湿浊之邪容易流注于关节，饮食不节则容易损伤脾胃，极寒之邪容易损伤经脉，极热之邪容易损伤络脉。

有人问：治疗急证，有时先治里证，有时先治表证，这是什么原因呢？

老师回答：如果疾病在表，误用泻下法治疗后，病人出现下利清谷不止，此时虽然有身体疼痛的表证，也应当立即治疗里证，里证恢复之后才能治疗表证。

如果病人平素患有慢性病，又感受新疾，则应该先治新病，然后才治疗慢性病。

老师说：治疗五脏病证，必须配合适当的饮食、居住场所，则病情就容易痊愈；反之，病情就会加重。

如果病人突然想吃平常不爱吃的食物，就容易助长病邪而引起发热。

夫诸病在脏欲攻之，当随其所得而攻之，如渴者与猪苓汤，余皆仿此。

治疗里实证，必须根据其病因来用攻法。比如，治疗口渴，如果病因为阴虚内热与水邪互结所致，则应该服用猪苓汤来利湿，湿去则热除，口渴也可以随之而解。其他的病证也是如此治疗。

重点说明

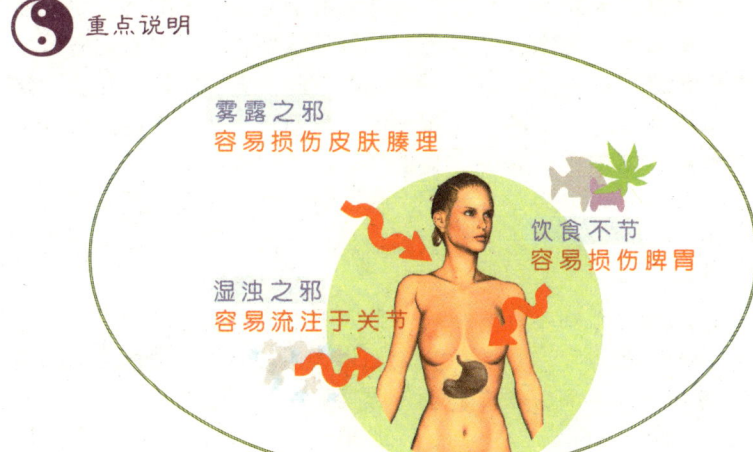

雾露之邪
容易损伤皮肤腠理

饮食不节
容易损伤脾胃

湿浊之邪
容易流注于关节

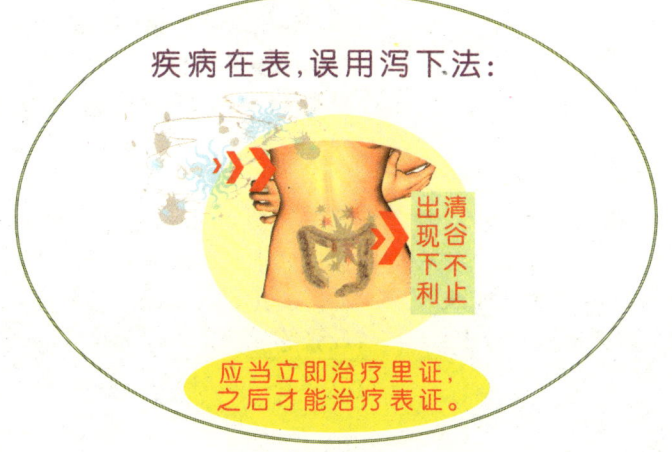

疾病在表，误用泻下法：

出现清谷下利不止

应当立即治疗里证，之后才能治疗表证。

2. 痉湿暍病脉证治第二

 2—1

太阳病，发热无汗，反恶寒者，名曰刚痉。

一作痉，太阳病，发热汗出，而不恶寒，名曰柔痉。

太阳病，发热，脉沉而细者，名曰痉，为难治。

太阳病，发汗太多，因致痉。

夫风病下之则痉，复发汗必拘急。

疮家虽身疼痛，不可发汗，汗出则痉。

病者身热足寒，颈项强急，恶寒，时头热，面赤目赤，独头动摇，卒口噤，背反张者，痉病也。

语译

患太阳病，出现发热，无汗，却反而怕冷，以及颈项转侧不利等症状的，称为刚痉；

如果出现发热，汗出，反而不怕冷，以及筋脉拘急的，称为柔痉。

患太阳病，出现发热，并且脉象沉细的，表示正气亏损不足，邪气炽盛的痉病，比较难以治疗。

患太阳病，如果误用发汗法发汗过多，损伤津液，则会导致痉病的产生。

患太阳中风表虚证，应当调和营卫，如果误用攻下法，损伤津液，也会导致痉病；

如果一误再误，再用发汗法发汗，严重损伤津液，就会导致筋脉失养而出现拘挛。

如果久患疮疡病，即使出现身体疼痛的表证，也不能用发汗法治疗，否则将会损伤津液，以致形成痉病。

病人出现身体发热，两脚寒冷，颈项强直拘紧，怕冷，偶尔头部发热，面部与两眼发红，头部不自主摇动，突然牙关紧闭，腰背强直，角弓反张等症状，表示为痉病。

若发其汗者，寒湿溽，其表益虚，即恶寒甚。发其汗已，其脉如蛇；其脉含含。

暴腹胀大者，为欲解，脉如故。反伏弦者，痉。

夫痉脉，按之紧如弦，直上下汗。

痉病有灸疮，难治。

如果此时用汗法发汗，使得肌表的寒邪与汗湿相合，阻遏腠理的气机，就会导致肌表的卫气更虚，卫气不能温煦肌表，则更容易怕冷，等到发汗后，则会出现坚硬有力的脉象，起起伏伏如同蛇行一般。

如果腹部突然胀大，脉象变为柔和的，表示病证即将痊愈；如果脉象反而沉伏而弦的，表示痉病未解。

痉病的脉象，特征为由寸部到尺部皆出现弦紧的脉象。

患痉病，同时又兼有灸疮的，比较难以治疗。

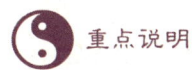

重点说明

刚痉：发热，无汗，却反而怕冷，以及颈项转侧不利等症状。

柔痉：发热，汗出，反而不怕冷，以及筋脉拘急。

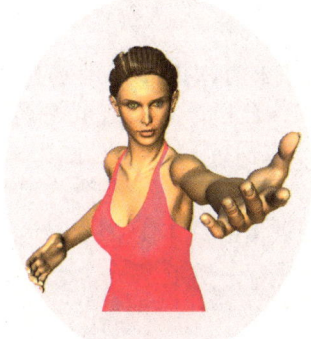

引起痉病的原因：
患太阳病误用发汗法；
患太阳病误用攻下法；
久患疮疡病误用发汗法。

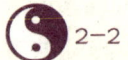

太阳病，其证备，身体强，几几然，脉反沉迟，此为痉。栝蒌桂枝汤主之。

栝蒌桂枝汤方

栝蒌根二两　桂枝三两　芍药三两　甘草二两　生姜三两　大枣十二枚

上六味，以水九升，煮取三升，分温三服，取激汗。汗不出，食顷，喂热粥发之。

太阳病，无汗而小便反少，气上冲胸，口噤不得语，欲作刚痉，葛根汤主之。

葛根汤方

葛根四两　麻黄三两，去节　桂枝二两，去皮　芍药二两　甘草二两，炙　生姜三两　大枣十二枚

上七味，咬咀，以水一斗，先煮麻黄、葛根，减二升，去沫，内诸药，煮取三升，去滓，温服一升，覆取激似汗，不须咬粥。余如桂枝汤法将息及禁忌。

语译

患太阳病，出现头项强痛，发热，自汗，恶风，项背强直，以及沉迟的脉象，属于痉病，可以服用栝蒌桂枝汤治疗。

以上6味药，用水9升，煮取3升。分3次温服，使微汗出。如果汗不能出，则再服食热粥来帮助发汗。

患太阳病，没有出汗，小便反而减少，自觉有气上冲胸口，牙关紧闭而不能说话，这是表示即将要发生刚痉的先兆，可以服用葛根汤治疗。

【注】刚痉：太阳病，发热无汗，反恶寒者，名曰刚痉。

以上7味药，捣碎，用水1斗，先煮麻黄、葛根，将水煎至剩下8升时，去掉水面的白沫，然后加入其他5味药，煮取3升，去药渣，温服1升，用棉被覆盖身体使微微出汗，不必服食热粥。其余调养与禁忌，与桂枝汤法相同。

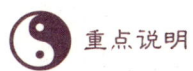

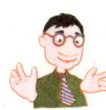 **栝蒌桂枝汤**

出汗表示何意？脉象沉迟表示何意？

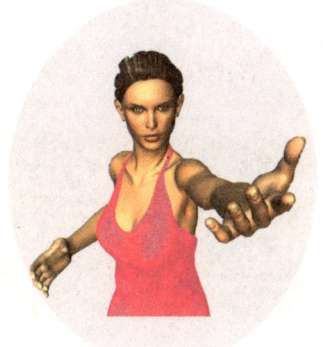

患外感表证而出汗的，表示卫气虚损，不能护卫肌表，津液因而外泄。
患外感表证应当出现浮脉，如今反而出现沉脉，表示津液受损，不能鼓舞脉气的缘故。

　　此证由于阴液亏损不足，因此本方在以桂枝汤发汗的基础上，配伍栝蒌根，重在滋养阴液以柔润筋脉。

　　本方以栝蒌根清热生津，滋润筋脉；以桂枝疏泄风邪，使经气畅通，风邪自解；以白芍、大枣，酸甘化阴；以甘草，辛甘化阳。

发热：
由于外感风寒邪气，卫气与邪气相争。

出汗：
由于卫气不能护卫肌表，营阴不能内守。

栝蒌桂枝汤证

项背强直：
由于太阳膀胱经循行经过头项，风寒外袭，经气不利。

沉迟脉：
风寒侵犯肌表，导致发热而汗出，原本应当出现浮缓脉，如今反而出现沉迟脉，表示津液已经受损，既不能濡养筋脉，又不能鼓舞脉气的缘故。

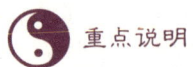 重点说明

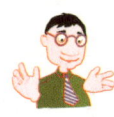 **葛根汤**
本方适用于因阳气亏虚较重，导致风湿邪气停滞不去之证。

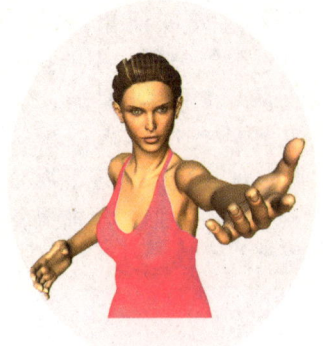

患外感表证而无汗的，通常表示感受寒邪，肌表腠理被寒邪所阻塞，导致汗液不能排出。

小便反少：
由于肌表的卫气闭塞，津液不得外出，亦不得下行，故小便少。

气上冲胸：
寒邪外束，膀胱无尿液可出，导致气机壅塞，因而气逆而上冲。

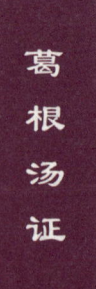
葛根汤证

无汗：
风寒邪气外束于肌表，导致卫气闭塞，津液不得外出故无汗。

口噤不得语：
由于气逆而上冲，壅滞气血，导致口部失于濡养而拘急，此为将要发生项背强直、角弓反张的痉病征兆。

2-3

痉为病，胸满口噤，卧不着席，脚挛急，必齘齿，可与大承气汤。

大承气汤方

大黄四两，酒洗厚朴半斤，炙，去皮枳实五枚炙 芒硝三合

上四味，以水一斗，先煮二物，取五升，去滓，内大黄，煮取二升，去滓，内芒硝，更上火微一二沸，分温再服，得下止服。

太阳病，关节疼痛而烦，脉沉而细者，此名湿痹。

湿痹之候，小便不利，大便反快，但当利其小便。

湿家之为病，一身尽疼。发热，身色如熏黄也。

湿家，其人但头汗出，背强欲得被复向火。若下之早则哕，或胸满，小便不利。

舌上如胎者，以丹田有热，胸上有寒，渴欲得饮而不能饮，则口燥烦也。

语译

刚痉的症状表现为：胸部胀满，牙关紧闭而不能说话，不能平卧在床，双腿挛急，磨牙而有声音，可以服用大承气汤治疗。

以上4味药，用水1斗，先煮厚朴、枳实，取药液5升，去药渣；再放入大黄，煮取2升，去药渣；再加芒硝，用小火煮一二沸。分2次温服，大便通利后，停止服药。

患太阳表证，兼有关节疼痛，烦燥，以及脉象沉细的，表示为湿痹病。

湿痹的症状表现为：小便不通利，大便反而爽快，应当用通利小便法来治疗。

患湿病，症状表现为：全身疼痛、发热，皮肤颜色好像烟熏一样暗黄。

患湿病的人，只有头部出汗，背部强直，喜欢裹着棉被或烤火取暖，如果过早使用攻下法，则会出现呃逆，或是胸部胀满，小便不通利。

如果舌上出现白滑苔，表示是因为误用攻下法后导致邪热陷下于丹田，而寒湿仍停聚于胸膈，因此出现口渴想喝水，但又喝不下，只是口干燥不适的症状。

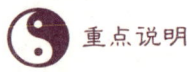 重点说明

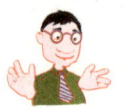 **大承气汤**

由于此证为表邪入里而化热，邪热壅滞于里，燥热会与肠道糟粕搏结，导致里热炽盛，蒸腾于外，阴液严重受损，因此必须以大黄、芒硝立即泻下里热，否则再如何滋阴润燥也无效。

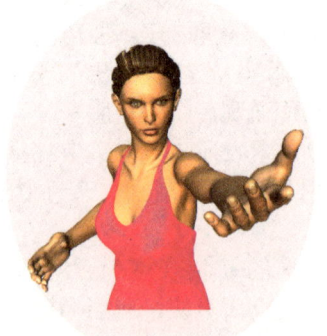

本方适用于因阳气亏虚较重，导致风湿邪气停滞不去之证。

方中大黄：性味苦寒，泄热通便，荡涤肠胃；
芒硝：咸寒泻热，软坚润燥；
枳实，厚朴：消痞除满，行气散结。

胸满口噤，卧不着席：
由于邪热壅滞于里，导致阳气上逆所致。

脚挛急：
邪热灼伤阴液，导致筋脉失于濡养。

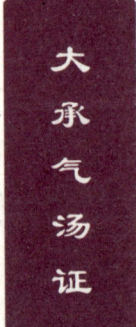

大承气汤证

齘齿：
阳明胃经向上联系齿牙，当邪热壅滞于脾，火热上扰，则出现咬牙。

痉为病：
由于风寒邪气入里而化热，耗伤津液，导致筋脉失养，则发生痉证，表现为项背强急等。

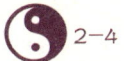

湿家下之，额上汗出，微喘，小便利者，死；若下利不止者，亦死。

风湿相搏，一身尽疼痛，法当汗出而解。

值天阴雨不止，医云此可发汗，汗之病不愈者，何也？

盖发其汗，汗大出者，但风气去，湿气在，是故不愈也。

若治风湿者，发其汗，但微微似欲出汗者，风湿俱去也。

湿家病，身疼发热，面黄而喘，头痛鼻塞而烦，其脉大，自能饮食，腹中和无病，病在头中寒湿，故鼻塞，内药鼻中则愈。

语译

患湿病，如果误用攻下法，出现额上出汗，轻微气喘，小便通利的，为不治之症；如果腹泻不止，也同样难治。

风邪与湿邪相合而侵袭人体，出现周身疼痛，应当用发汗法治疗，使风湿邪气随汗而出，则病情可以痊愈。

如果正逢阴雨不停，医生依然用发汗法治疗，发汗后病情却不见改善，这是什么原因呢？

这是因为发汗太快，出汗太多，只有风邪随汗而出，但湿邪仍在，因此病情不见改善。

治疗风湿病，应当用发汗法使身体微微出汗，则风湿邪气才能随汗而解。

久患湿病的人，出现身体疼痛而发热，面色发黄而又气喘，头痛，鼻塞，心烦不安，脉象大，饮食正常，这是肠胃调和无病，而病在头部，是头部受了寒湿之邪侵袭，阻塞鼻窍，所以鼻塞不通，治疗应当用宣泄寒湿的药物塞在鼻子里，则病可痊愈。

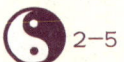

湿家身烦疼，可与麻黄加术汤发其汗为宜，慎不可以火攻之。

麻黄加术汤方

麻黄三两，去节桂枝二两，去皮 甘草一两，炙 杏仁七十个，去皮尖 白术四两

上五味，以水九升，先煮麻黄，减二升，去上沫，内诸药，煮取二升半，去滓，温服八合，复取微似汗。

患湿病，出现身体疼痛，心烦不宁的，应当用麻黄加术汤发汗治疗，千万不可用火熏、温针等火攻法治疗。

以上5味药，用水9升，先煮麻黄，将水煎至剩下7升时，去水面的白沫，再加入其余4味药，煮取2升半，去药渣，温服八合，使身体微微出汗，则可以去风湿而使病情痊愈。

病者一身尽疼，发热，日晡所剧者，名风湿。此病伤于汗出当风，或久伤取冷所致也。可与麻黄杏仁薏苡甘草汤。

麻黄杏仁薏苡甘草汤方

麻黄去节，半两，汤泡 甘草一两，炙 薏苡仁半两 杏仁十个去皮先炒 右锉麻豆大，每服四钱匕，水盏半，煮八分，去滓，温服。有微汗，避风。

出现全身疼痛，发热，每天下午3～4点时症状更加严重的，属于风湿病。

这是由于出汗时皮肤腠理疏松，而又感受风邪，或是长时间贪凉所致。可以服用麻黄杏仁薏苡甘草汤治疗。

将药锉成麻豆大小，每次服四钱，用水一盏半，煮取八分，去药渣，温服，使微汗出，应当避风邪。

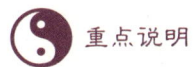 重点说明

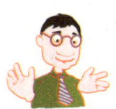 **麻黄加术汤**

本证主要是由于患者平素属于寒湿体质，故稍微感受外感邪气，立即出现全身肌表疼痛剧烈的症状。

身烦疼：由于风寒湿邪气客于肌表，阳气不能正常舒泄，故疼痛剧烈，不得安宁。

由于里外皆有风寒湿邪气停滞，因此不能大发其汗，以免损伤阴液。方中以麻黄汤发表散寒，以白术祛湿。

麻黄得术，可以发汗而不致过汗；

白术得麻黄，则能利湿，表里并治，故能取微汗而解。

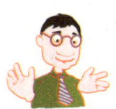 **麻黄杏仁薏苡甘草汤**

本证主要是因感受风邪，肌表皮毛闭塞，汗不得出而停滞于内，导致体内气机壅闭，以及水湿停聚，但水湿停聚并不太严重。

由于外感风寒邪气，汗不得出，故用麻黄散寒发汗；

由于气机壅闭，故用杏仁宣通肺气；

由于水湿停聚，故用薏苡仁健脾除湿，并以甘草补土和中。

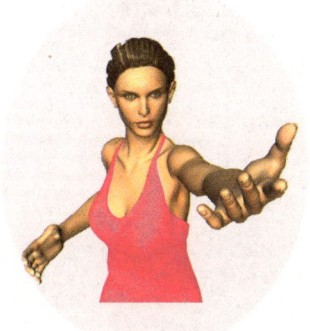

日晡发热：
日晡时（下午3～4点），阳明之气最为旺盛，阳明属于脾与胃，如今湿邪壅滞于脾，脾气不伸，因此日晡时症状更为严重。

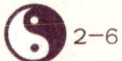 2-6

风湿脉浮身重，汗出恶风者，防己黄芪汤主之。

防己黄芪汤方

防己一两　甘草半两，炒　白术七钱半　黄芪一两一分，去芦

上锉麻豆大，每抄五钱匕，生姜四片，大枣一枚，水盏半，煎八分，去滓温服，良久再服。喘者加麻黄半两，胃中不和者加芍药三分，气上冲者加桂枝三分，下有陈寒者加细辛三分。服后当如虫行皮中，从腰下如冰，后坐被上，又以一被绕腰以下，温令微汗，差。

伤寒八九日，风湿相搏，身体疼烦，不能自转侧，不呕不渴，脉浮虚而涩者，桂枝附子汤主之；若大便坚，小便自利者，去桂加白术汤主之。

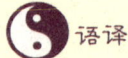 语译

风湿病人，脉象浮，身体沉重，汗出怕风的，应当用防己黄芪汤治疗。

将药锉麻豆大小，混合均匀，每次服用五钱七分，再加入生姜四片，大枣一枚，水一盏半，煎至八分，去药渣，温服，过一定时间后再服。气喘的病人再加麻黄半两，胃中不和的加芍药三分，有气逆上冲的加桂枝三分，下焦有寒邪的加细辛三分。服药后应当感觉皮肤中像有虫爬行，腰以下有冷感，服药后坐在被子上，再用被子裹腰以下部位取暖，使微汗出，病情就可以痊愈。

患伤寒病八九天，风邪与湿邪相合侵袭人体，出现身体疼痛而心烦不安，不能自由转侧，不呕也不渴，脉象浮虚而涩的，应当服用桂枝附子汤治疗；如果大便硬结，小便通利的，则应当去桂枝加白术汤治疗。

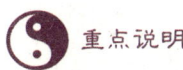 重点说明

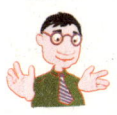 **防己黄芪汤**

去除风湿在表的方法，可以用发汗法，使风湿邪气由汗而解，如今出现汗出恶风，风湿仍未解，故不能再用发汗法，此时必须用利湿法。

黄芪能补气健脾，既能达表，又能利水消肿。防己善泻肌肤之水湿而下行利水。

方中重用生黄芪：益气固表，且能利水；

防己：大苦辛寒，祛风利水，配伍黄芪，则利水力强而不伤正；

白术：甘温，健脾燥湿，既能助防己以利水，又能助黄芪固表止汗；甘草：益气健脾，能调和诸药。

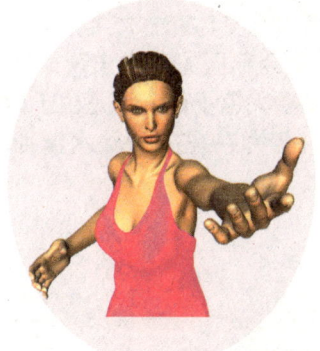

黄芪能补气健脾，既能达表，又能利水消肿。

防己黄芪汤证

脉浮身重：
由于为风湿邪气侵袭肌表，脉浮属于表证，水湿流溢于肌表，故身重。

汗出恶风：
风湿邪气与肌表的卫气相争，卫气不能护卫肌表，体内的营阴外泄，故汗出恶风。

41

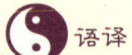语译

桂枝附子汤方

桂枝四两，去皮
生姜三两，切　附子
三枚，炮去皮，破八
片　甘草二两，炙　大
枣十二枚，擘

上五味，以水六
升，煮取二升，去滓，
分温三服。

　　将以上5味药，用水6升，煮取2
升，去药渣，分3次温服。

白术附子汤方

白术二两　附子二
枚半，炮去皮　甘草一
两，炙　生姜一两半，
切　大枣六枚

上五味，以水三
升，煮取一升，去滓，
分温三服。一服觉身
痹，半日许再服，三服
都尽，其人如冒状，勿
怪，即是术、附并走皮
中，逐水气，未得除故
耳。

　　将以上5味药，用水3升，煮取1
升，去药渣，分3次温服。第1次服药
后自觉身体麻木，半天后再服一次，
3次全部服完，会出现晕眩等症状，
不要大惊小怪，这是由于白术、附子
的药力在皮中祛除水湿而未尽的缘
故。

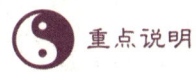 重点说明

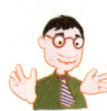 **白术附子汤**

本方适用于因阳气亏虚较重，导致风湿邪气停滞不去之证。

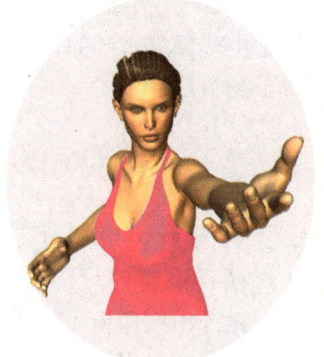

此证之治法分为两个阶段：首先用桂枝附子汤，以发汗为主；待表邪缓解后，再用附子去桂加白术汤，以利湿为主。

方中不用芍药，是因芍药的性味酸收，容易收敛邪气且助湿。

加附子，是因附子的性味温热，能提振阳气而祛除风寒阴邪。

去桂枝，是因服桂枝附子汤后，表邪已经缓解，不必再发其汗，以免损伤津液。

加白术，是因水湿停滞于内，并且能帮助附子祛逐肌表之湿气。

身体烦痛，不能转侧：
风寒停滞于肌表，阳虚不能温化寒湿所致。

大便坚：
由于湿邪停滞于内，脾胃失健，湿气留于皮肤，故大便反而坚硬。

加白术附子去桂汤证

不呕不渴：
由于风寒邪气尚未入里而化热，故不呕不渴。

小便自利：
由于表邪已经缓解，肺气宣降正常，水液得以下输膀胱。

43

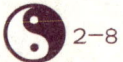2-8

风湿相搏，骨节疼烦掣痛，不得屈伸，近之则痛剧，汗出短气，小便不利，恶风不欲去衣，或身微肿者，甘草附子汤主之。

甘草附子汤方

甘草二两，灵 附子二枚，炮去皮 白术二两 桂枝四两，去皮

上四味，以水六升，煮取三升，去滓，温服一升，日三服。初服得微汗则解，能食。汗出复烦者，服五合。恐一升多者，服六七合为妙。

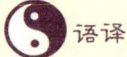语译

风与湿邪相合侵袭人体，出现疼痛难忍，四肢抽掣，关节屈伸不利，用手触摸则疼痛更为严重，汗出，气短，小便不利，怕风，不愿脱掉衣服，或是出现轻度水肿的，应当服用甘草附子汤治疗。

将以上4味药，用水6升，煮取3升，去药渣，温服1升，1日3次，初次服用后微汗出则病情可以缓解，饮食恢复正常。如果出汗后又出现心烦的，则应服用5合。如果担心服用1升太多的，则应当以服六七合较为恰当。

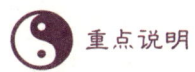 重点说明

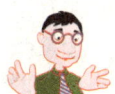 **甘草附子汤**

本证应与桂枝附子汤鉴别,桂枝附子汤以风湿表证较重,风湿里证较轻;而本证则风湿表、里证皆十分严重。用药比较如下:

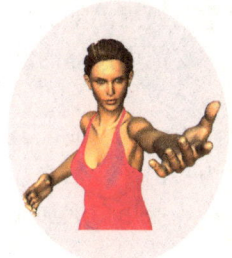

【桂枝附子汤】

桂枝4两　附子3枚　甘草2两　生姜3两　大枣12枚

【甘草附子汤】

桂枝4两　附子1枚　甘草2两　白术2两

加附子,是因附子的性味温热,能提振阳气而祛除风寒阴邪。

加桂枝,是因风湿表邪尚未缓解,必须发汗以祛除肌表之风湿。

加白术,不仅可以祛除停滞于内的水湿,并且能帮助附子祛逐肌表之湿气。

骨节痛烦,痛处拒按:
寒湿停滞于关节,湿性粘腻,导致筋脉拘挛所致。

汗出恶风:
风湿邪气与肌表的卫气相争,卫气不能护卫肌表,体内的营阴外泄,故汗出恶风。

甘
草
附
子
汤
证

小便自利:
由于表邪已经缓解,肺气宣降失常,水液不得下输膀胱所致。

身微肿:
湿邪流溢于肌肤所致。

 2-9

太阳中暍，发热恶寒，身重而疼痛，其脉弦细芤迟。小便已，洒洒然毛耸，手足逆冷，小有劳，身即热，口开，前板齿燥。若发其汗，则恶寒甚；加温针，则发热甚；数下之，则淋甚。

太阳中热者，暍是也，汗出恶寒，身热而渴，白虎加人参汤主之。

白虎加人参汤方

知母六两　石膏一斤，碎　甘草二两　粳米六合　人参三两

上五味，以水一斗，煮米熟汤成，去滓，温服一升，日三服。

太阳中暍，身热疼重，而脉微弱，此以夏月伤冷水，水行皮中所致也。一物瓜蒂汤主之。

一物瓜蒂汤方

瓜蒂二十个

上剉，以水一升，煮取五合，去滓，顿服。

语译

暑邪伤犯人体，症状表现为发热、怕冷、身体沉重而疼痛，脉象弦细芤迟，小便结束后身上毫毛竖起，四肢逆冷，稍为劳动，则身体就发热，张口喘气，牙齿干燥。如果此时误用发汗法，就会更加怕冷；误用温针，发热就更为严重；误用泻下法，就会出现小便短少、淋涩而疼痛的淋病。

人体感受暑热而患太阳表证，属于暍病，症状表现为：出汗，怕冷，全身发热，口渴，应当服用白虎加人参汤治疗。

将以上5味药，用水1斗，煮米熟汤成，去药渣，每次温服1升，1日3次。

患太阳中暑，出现发热，身体疼痛而沉重，脉象微弱，这是因为夏季贪饮凉食，或是汗出用冷水淋浴，水湿之邪行于皮肤中所引起。应当服用一物瓜蒂汤治疗。

以上1味药，用水1升，煮取5合，去药渣，1次服下。

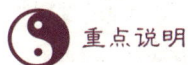

白虎加人参汤

本方与大承气汤皆可以治疗兼有汗出的里热证。

但大承气汤属泻下法，适用于里有实热与燥屎壅结的实证；而白虎加人参汤则适用于里有实热，但无燥屎壅结的虚证。

方中以石膏之辛寒，清除表热；以人参甘温，益气生津，补益元气；以知母之苦寒，清除里热。

汗出恶寒：
暑热邪气蒸灼人体肌表，导致腠理大开，故汗出；如果汗出过多，卫气受损，不能护卫肌表，则恶风寒。

白虎加人参汤证

身热而渴：
暑热邪气侵入体内，里热炽盛，故身体灼热；里热损伤阴液，故口渴。

一物瓜蒂汤

此证属于感受暑热，出现里有邪热，肌表有湿之症候。

为何清热不用石膏或大黄？为何除湿不用防己、薏苡仁或白术？

因为此证的里热与表湿皆不甚严重，故取一味瓜蒂来治疗。

瓜蒂苦寒，用作散剂可以催吐；入于汤药则能去全身四肢湿气，湿去则暑热无所依，病将不治而自解矣。

身热疼重：
主要是因感受暑热，或是因饮冷过度，或是因冷浴，阻遏汗液的排泄，导致里热不能宣泄，水湿停滞于肌表，因此身热疼重。

一物瓜蒂汤证

不出汗：
由于水湿停滞于肌表，故无汗可出。

3. 百合狐惑阴阳毒病脉证治第三

论曰:百合病者,百脉一宗,悉致其病也。

意欲食复不能食,常默默,欲卧不能卧,欲行不能行,欲饮食或有美时,或有不用闻食臭时,如寒无寒,如热无热,口苦,小便赤,诸药不能治,得药则剧吐利,如有神灵者,身形如和,其脉微数,每溺时头痛者,六十日乃愈,若溺时头不痛,淅然者,四十日愈;若溺快然,但头眩者,二十日愈。

其证或未病而预见,或病四五日而出,或病二十日或一月微见者,各随证治之。

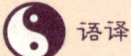 语译

有些观点认为:之所以称为百合病,是因为人体的百脉皆出于同一个根源,任何经脉发生病变都会引起百合病。

百合病的症状表现为:想要进食,却又吃不下,经常沉默不语,想睡觉又睡不着,想行走又走不动;有时食欲很好,有时又不愿闻到饮食的气味,似乎怕冷,但又没有寒证,似乎发热,但又没有热证;口苦,小便赤红,即使服用许多药物也不能改善病情,服药后甚至出现呕吐或是腹泻得十分厉害,神情恍惚不定,像是被神灵附身一般,但没有明显的症状,只是脉搏稍快,如果病人在小便时出现头痛的,患病约60天可以好转;如果病人在小便时头不痛,但怕风的,患病约40天可以好转;如果病人在小便时很畅快,只出现头晕的,患病约20天可以好转。

以上这些症状,有的在患病之前就会出现,有的在患病四五天后出现,有的在患病20天或1个月后才稍微出现,治疗时,应该根据不同的病证来施治。

百合病发汗后者，
百合知母汤主之。

百合知母汤方

百合七枚，擘　知
母三两，切

上先以水洗百合，
渍一宿，当白沫出，去
其水，更以泉水二升，
煎取一升，去滓；别以
泉水二升煎知母，取一
升，去滓；后合和，煎
取一升五合，分温再
服。

患百合病，误用发汗法后，导致
津液严重亏损，应该服用百合知母汤
来治疗。

先用水洗百合，浸泡一夜，出现
白沫后，去水，再用泉水2升，煎取
1升，去药渣；另用泉水2升煎知母，
取1升，去药渣；混合两种药液，取1
升5合，分2次温服。

重点说明

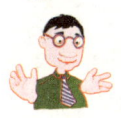

百合病：乃心肺阴虚，虚热游走不定，导致气血逆乱，故出现非寒似寒，非热似热，以及神志失常等症状。

患百合病，主要是因心肺之阴液亏虚，原本不应使用发汗法。医生将百合病误认为表实证而用发汗法解表，导致阴液更为损伤，因此出现心烦、口渴、脉微数。

由于里热是因

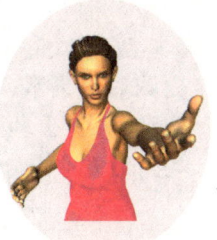

患百合病，误用发汗法，将会如何？将会导致津液严重亏损。

阴液亏虚所致，因此方旨以滋阴为主，并没有加入黄芩、栀子等苦寒药。

方中以百合清心润肺，益气安神；知母清热除烦，养阴止渴；配泉水清热利尿，导热下行。三味相合，以奏养阴清热，润燥除烦之功。

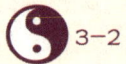 3-2

 语译

百合病下之后者，滑石代赭汤主之。

滑石代赭汤方

百合七枚，擘 滑石三两，碎，绵裹 代赭石如弹丸大一枚，碎，绵裹

上先以水洗百合，渍一宿，当白沫出，去其水，更以泉水二升，煎取一升，去滓；别以泉水二升煎滑石、代赭，取一升，去滓；后合和重煎，取一升五合，分温服。

患百合病，误用攻下法而发病的，应该服用滑石代赭汤来治疗。

先用水洗百合，浸泡一夜，出现白沫后，去水，再用泉水2升，煎煮1升，去药渣；再用泉水2升，煎煮滑石、代赭石，取药液1升，去药渣，混合两种药液后再煎煮，取1升5合，分2次温服。

百合病，吐之后者，用后方主之。

百合鸡子汤方

百合七枚 鸡子黄一枚

上先以水洗百合，渍一宿，当白沫出，去其水，更以泉水二升，煎取一升，去滓，内鸡子黄，搅匀，煎五分，温服。

患百合病，误用吐法而发病的，应该服用百合鸡子汤治疗。

先用水洗百合，浸泡一夜，出现白沫后，去水，再用泉水2升，煎煮取汁1升，去药渣，加入鸡子黄，搅匀，煎煮取五分，温服。

 重点说明

 **滑石代赭汤**

百合病表现为神志恍惚，惊悸不安；误用攻下法后，严重损伤胃气，导致脾胃升降异常，胃气上逆变生呕吐；又因泻下后损伤津液，故口渴口苦，小便短赤。

患百合病，症状表现为"欲饮食或有美时，或有不用闻食臭时"，医生误认为是因痰涎壅滞而用吐

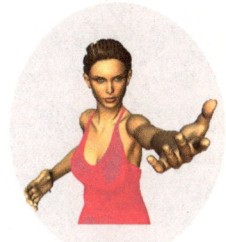

患百合病，误用吐法，将会如何？
将会严重损伤脾胃阴液。

法，误吐后将会损伤脾胃阴液以及肺胃之气。阴愈虚，则燥热愈盛，故出现烦躁不安，胃中不和等症。

由于此证出现胃气上逆，故加入代赭石重坠之品，止呕止渴，使邪气由下而泄；

又以滑石清热通利水道，使邪热由小便而去；泉水清热而利小便。

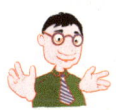 **百合鸡子汤**

方中以百合补益肺气，清热润燥；以鸡子黄滋养脏腑。

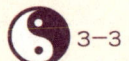 3-3

百合病，不经吐、下、发汗，病形如初者，百合地黄汤主之。

百合地黄汤方

百合七枚，擘　生地黄汁一升

上以水洗百合，渍一宿，当白沫出，去其水，更以泉水二升，煎取一升，去滓，内地黄汁，煎取一升五合，分温再服，中病，勿更服。大便当如漆。

百合病一月不解，变成渴者，百合洗方主之。

百合洗方

上以百合一升，以水一斗，渍之一宿，以洗身，洗已，食煮饼，勿以盐豉也。

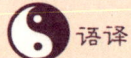 语译

百合病没有经过使用催吐、泻下、发汗等方法来治疗，症状表现与第一条所述相同的，应该服用百合地黄汤治疗。

用水洗百合，浸泡一夜，出现白沫后，去水，再用泉水2升，煎煮取汁1升，去药渣，加入地黄药液煎煮，取1升5合，分2次温服，如病情痊愈就不必再服用，服药后应当排出黑色的大便。

如果患百合病1个月仍不痊愈，反而出现口渴的，应该服用百合洗方治疗。

用水1斗，浸泡百合一夜，然后煎煮浸泡的百合水，乘热洗浴全身，洗后，进食淡熟面条，不能加盐和豆豉。

 重点说明

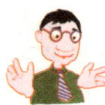 **百合地黄汤**

患百合病，并没有经过汗、吐、下法的误治，病情也毫无改善的，由于久病则阴液必然更为亏损，此时应用百合地黄汤治疗。

百合病原本病在心肺，由于久病未愈，肾为肺之母，故必定牵连至肾，导致心肺肾之阴液

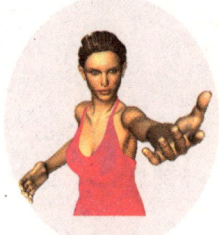

患百合病，病情拖延很久，将会如何？
必定牵连至肾，导致心肺肾之阴液皆受亏损。

皆受亏损，故方中以百合色白入肺，养肺阴而清邪热；

生地黄色黑入肾，益肾阴而清邪热；泉水寒凉则能清热利小便。

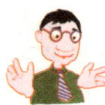 **百合洗**

患百合病，经过一个月而病情不解，阴液更加损耗不足，因而发生口渴的变证。此时，如果只用百合地黄汤则药效必然已经不足，因此必须配合使用百合洗方。

肺主皮毛，如果肺气得以通畅，则肺热更可以清除。故以百合渍水洗身，以清肺热。剩余的百合可以食用，以益气养津，清

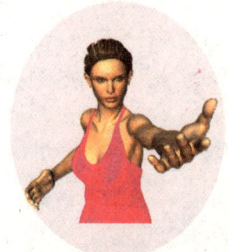

患百合病，为何要用洗剂？
由于阴液已经亏损不足。

热止渴。但不能佐盐，以免味咸，容易伤血耗津。

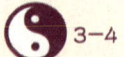 3-4

百合病，渴不差
者，栝蒌牡蛎散主之。
栝蒌牡蛎散方
栝蒌根 牡蛎，
熬，等份
上为细末，饮服方
寸匕，日三服。

百合病变发热者，
百合滑石散主之。
百合滑石散方
百合一两，炙 滑
石三两
上为散，饮服方
寸匕，日三服。当微利
者，止服，热则除。

患百合病，用百合洗方治疗后仍
旧口渴的，应该服用栝蒌牡蛎散治
疗。

将以上2药研为细末，每次饮服
方寸匕，1日3次。

患百合病原本不应当发热，如果
出现发热的，应当服用百合滑石散治
疗。

将药物研为散剂，每次服方寸
匕，1日3次，如果小便通利的，表示
邪热已经随着小便出而病愈，此时应
当停止服用。

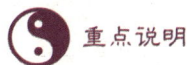

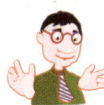 **栝蒌牡蛎散**

患百合病，如果用百合地黄汤与百合洗方，仍然不能痊愈的，表示体内的阴气仍未恢复，病情比较严重，由于虚热亢盛，单用滋阴润燥法不能见效。因此，必须改用清热法。

由于患者平素属于寒湿体质，故稍微感受外感邪气，立即出现全身肌表疼痛剧烈的症状。

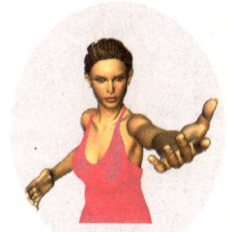

患百合病，如果以内服与外洗来治疗，仍然不能痊愈的，将会如何？
表示体内的阴气仍未恢复，病情比较严重。

方中以栝蒌（天花粉）苦寒，能清肺胃之热，生津止渴。

牡蛎咸寒，能引热下行，使邪热不致炎上而消烁津液。

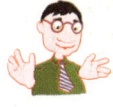 **百合滑石散**

患百合病，经过治疗而病情不解，导致虚热更为郁结，因此出现发热，心烦，口苦，口微渴，小便短赤，脉微数等证。

既然有虚热产生，则会兼有一系列虚热所引起的症候，如口干、口苦、小便黄、潮热、苔偏黄、脉数等。

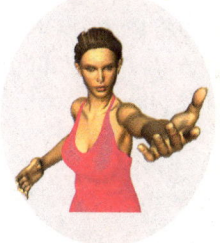

患百合病，为何会发热？
由于阴液亏损不足，导致虚热内生所致。

方中以百合滋养肺阴，润燥而止渴。

滑石甘淡，渗淡利湿，能导湿热由下而出，但恐其渗利伤阴，故配伍百合，则能清热而不伤阴。

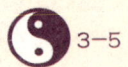 3-5

百合病见于阴者，以阳法救之；见于阳者，以阴法救之。

见阳攻阴，复发其汗，此为逆；见阴攻阳，乃复下之，此亦为逆。

狐惑之为病，状如伤寒，默默欲眠，目不得闭，卧起不安。蚀于喉为惑，蚀于阴为狐，不欲饮食，恶闻食臭，其面目乍赤、乍黑、乍白。蚀于上部则声喝，甘草泻心汤主之。

甘草泻心汤方

甘草四两　黄芩　人参　干姜各三两　黄连一两　大枣十二枚　半夏半升

上七味，水一斗，煮取六升，去滓，再煎，温服一升，日三服。

 语译

患百合病，如果出现阴寒证，应该用温阳散寒法；如果出现阳热证，则应该用滋阴清热法。

如果出现阳热证，反用温阳散寒法治疗，又再发其汗，属于逆治法（误治）；如果出现阴寒证，却用滋阴清热法治疗，又服用泻下药，这也属于逆治（误治）。

患狐惑病，症状表现与伤寒病很类似，病人沉默想睡，却不能闭目安眠，睡卧时又想起身，神情不安。虫毒侵蚀于上部咽喉的称为惑，侵蚀于下部前后二阴的称为狐。病人不想吃东西，很怕闻到饮食的气味；同时面色及眼睛的颜色也变化无常，有时红，有时黑，有时白。如果腐蚀于咽喉，就会出现声音嘶哑。应当服用甘草泻心汤治疗。

将以上7味药，用水1斗，煮取6升，去药渣，再煎煮，每次温服一升，1日3次。

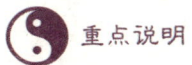 重点说明

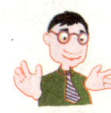 **百合病之治疗原则**

患百合病，出现阴寒证之治法？应该用温阳散寒法。

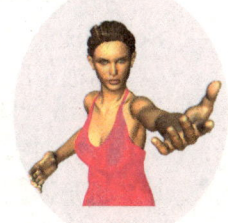

患百合病，出现阳热证之治法？应该用滋阴清热法。

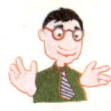 **患狐惑病，主要是因感受湿热毒邪，化腐生虫所致。**

由于湿热蕴积，日久不愈，湿热蒸腐气血，外伤于咽喉，导致咽喉发为溃疡称为"惑"；

如果湿热内损于肝肾，虫蚀前后二阴，则称为"狐"；

如果湿热内损于脾胃，导致脾胃运化失常，则不想饮食，厌恶食物的气味；

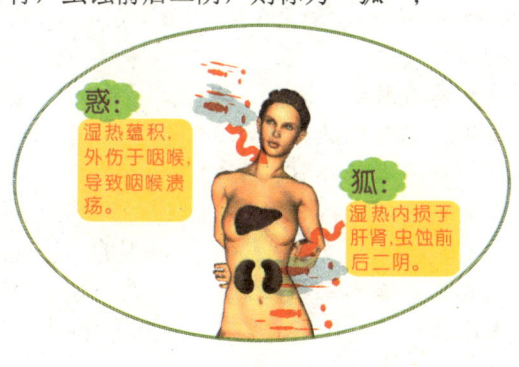

惑：
湿热蕴积，外伤于咽喉，导致咽喉溃疡。

狐：
湿热内损于肝肾，虫蚀前后二阴。

湿热上扰心神，则出现神情默默，神疲乏力，目不得闭，卧起不安；

湿热蓄积于内而不得宣泄，故表现为或寒或热；

湿热生虫，虫毒内扰，导致气血逆乱，故面目乍赤、乍黑、乍白。

治疗狐惑病，如果湿热蚀于前阴时，可以服用甘草泻心汤，再以苦参汤熏洗之，上下、内外同治，则病证能早愈。

肛门为大肠之门户，糟粕之出路。当湿热下注而蚀于肛门时，可以用雄黄熏于患处。

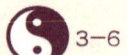

蚀于下部则咽干,苦参汤洗之。

苦参汤方

苦参一升,以水一斗,煎取七升,去滓,熏洗,日三服。

蚀于肛者,雄黄熏之。

雄黄熏方

上一味为末,筒瓦二枚合之,烧,向肛熏之。

《脉经》云:病人或从呼吸上蚀其咽,或从下焦蚀其肛阴,蚀上为惑,蚀下为狐,狐惑病者,猪苓散主之。

病者脉数,无热,微烦,默默但欲卧,汗出。初得之三四日,目赤如鸠眼;七八日,目四眦黑;若能食者,脓已成也。赤小豆当归散主之。

赤小豆当归散方

赤小豆三升,浸,令芽出,曝干　当归

上二味,杵为散,浆水服方寸匕,日三服。

腐蚀于前阴部,就会出现咽喉干燥,用苦参汤外洗。

将药物用水1斗,煎取7升,去药渣,熏洗前阴部,1日3次。

腐蚀于肛门的,用雄黄外熏。

将药研为细末,用筒瓦2枚扣合成为圆形,朝着肛门部位熏烤。

《脉经》说:病人或者从上呼吸道腐蚀咽喉,或者从下腐蚀肛阴。侵蚀上部的称为惑,侵蚀下部的称为狐,患狐惑病的,可以服用猪苓散治疗。

病人出现数脉,没有发热,感觉稍微烦躁,沉默无语,只想睡觉,身体出汗。初得病的三四天,双眼红得像斑鸠的眼睛一般,等到七八天时,两眼的内、外眦变黑;如果此时能吃东西,表示热毒蕴结于血分而形成为痈脓。应当服用赤小豆当归散治疗。

以上2味药,捣碎为散剂,每次用浆水服方寸匕,1日3次。

 重点说明

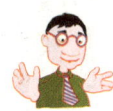 **赤小豆当归散**

患狐惑病，前证属于湿热虫毒腐蚀于咽喉、前阴、后阴等；而本证属于湿热闭郁而不宣，邪入于血分之症候。

赤小豆利湿清热，排脓解毒；

当归活血养血，祛瘀生新；浆水清凉解毒，调和气血。

当归主恶疮疡，赤小豆主排痈脓，浆水能调理脏腑，3味为治疗痈脓已成之剂。

身热疼重表示何意？
不出汗表示何意？
脉象微弱表示何意？

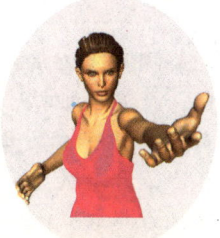

身热疼重表示里有邪热，肌表有湿；
不出汗表示寒湿在于肌表；
脉象微弱表示为气血不足。

微烦，默默但欲卧：
由于湿热内蕴，情志不遂所致。

目四眦黑：
表示邪热淤积日久，更为炽盛。

目赤如鸠眼：
肝开窍于目，表示邪热随着肝经上注于目。

无热，汗出：
表示邪热已经由肌表传入于血分。

赤小豆当归散证

若能食者，脓已成也：
如果湿热内蕴于脾胃，则不想饮食，表示脓尚未成的征兆；
如果湿热外散于肌表，表示为脓已经成形，不再内蕴于脾胃，则食欲转佳，所以能食。

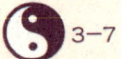

阳毒之为病，面赤斑斑如锦纹，咽喉痛，唾脓血。五日可治，七日不可治，升麻鳖甲汤主之。

阴毒之为病，面目青，身痛如被杖，咽喉痛。五日可治，七日不可治，升麻鳖甲汤去雄黄、蜀椒主之。

升麻鳖甲汤方

升麻二两　当归一两　蜀椒炒去汗，一两　甘草二两　鳖甲手指大一片，炙　雄黄半两，研

上六味，以水四升，煮取一升，顿服之，老小再服，取汗。

患阳毒病，症状表现为：脸部出现红色斑点，像锦纹一般，咽喉疼痛，吐脓血。如果病情只有5天以内则容易治疗，如果超过7天以上，就很难治愈。用升麻鳖甲汤治疗。

患阴毒病，症状表现为：脸部及双眼发青，全身疼痛像是被棍子打一般，咽喉疼痛。如果病情只有5天以内则容易治疗，如果超过7天以上，就很难治愈。应当服用升麻鳖甲汤去雄黄、蜀椒治疗。

将以上6味药，用水4升，煎煮取1升，顿服，老人、小儿可分2次服。使身体出汗。

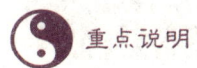

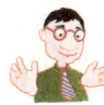 **阴阳毒：并不是指热毒或寒毒，而是指邪毒在阴分时称为阴毒，邪毒在阳分时称为阳毒。**

　　阳毒症：因疫毒邪气入于阳络，阳络循行上于头面，故面赤斑斑如锦纹状。如果疫毒壅积于阳络，日久不解则化热，热毒腐蚀咽喉，则形成脓，因此咽喉疼痛，久则吐脓血。

　　阴毒症：阴络位于体内深处，因疫毒邪气入于阴络，导致血淤气滞，运行不畅，不通则痛，故面目发青，身痛好像被杖击打。之所以咽喉疼痛而不吐脓血，是因阴络较深，形成脓后则不易溃散，因此不吐脓血。

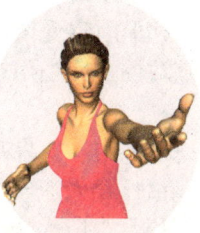

阳毒症：脸部出现红色斑点，像锦纹一般，咽喉疼痛，吐脓血。

阴毒症：脸部及双眼发青，全身疼痛像是被棍打一般，咽喉疼痛。

升麻鳖甲汤

　　患阴阳二毒，主要是因感受疫毒邪气，从口鼻而入，咽喉为呼吸的门户，二证皆会出现咽喉疼痛，故用辛温升散之品，发解其蕴蓄于里的疫毒邪气，以升麻鳖甲汤清热解毒，活血利咽。

　　升麻、甘草：清热解毒，舒缓咽喉疼痛；
　　当归、鳖甲：活血散淤，养阴清热；
　　雄黄：辛温，散淤解毒；蜀椒：温中止痛；
　　雄黄、蜀椒皆为温热之味，可以帮助升麻、甘草解毒之力，又能助鳖甲、当归散淤之功。

4. 疟病脉证并治第四

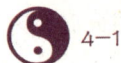 4-1

师曰：疟脉自弦，弦数者多热，弦迟者多寒。

弦小紧者下之差，

弦迟者可温之，

弦紧者可发汗、针灸也，

浮大者可吐之，

弦数者风发也，以饮食消息止之。

病疟，以月一日发，当以十五日愈；设不差，当月尽解；如其不差，当云何？

师曰：此结为症瘕，名曰疟母，急治之，宜鳖甲煎丸。

鳖甲煎丸方

鳖甲十二分 灵乌扇三分，烧 黄芩三分 柴胡六分 鼠妇三分，熬 干姜三分 大黄三分 芍药五分 桂枝三分 葶苈一分，熬 石韦三分，去毛 厚朴三分 牡丹五分 瞿麦二分 紫葳三分 半夏一分 人参一分 䗪虫五

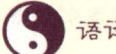 语译

老师说：患疟病，大多出现弦脉，脉象弦数的表示发热，脉象弦迟表示恶寒。

在治疗时，脉象弦小紧的，应当用攻下法治疗；

脉象弦迟的，应当用温法治疗；

脉象弦紧的，应当用汗法、针灸治疗；

脉象浮大的，应当用吐法治疗；

对于因感受风邪而发热，以及脉象弦数的，应当用饮食调理法治疗。

患疟病，如果是在月初一日发病的，治疗15天，就应当痊愈；否则，再过15天也应当痊愈；如果整整一月仍不能痊愈的，这是什么原因呢？

老师说：这是由于疟邪与淤血壅结于胁下，形成痞块，称为疟母，应当立即治疗，可以服用鳖甲煎丸治疗。

分，熬　阿胶三分，
炙　蜂窝四分，炙　赤
硝十二分　蜣螂六分，
熬　桃仁二分

上二十三味，为
末，取锻灶下灰一斗，
清酒一斛五斗，浸灰，
候酒尽一半，置鳖甲于
中，煮令泛烂如胶漆，
绞取汁，内诸药，煎为
丸，如梧子大，空心服
七丸，日三服。

将以上23味药研为细末，取锻铁灶下的灰1斗，米酒1斛5斗，浸灰，等到酒耗尽一半时，加入鳖甲，煎煮成黏稠如胶漆状，绞取汁，再加入其他药末，熬炼成丸如梧桐子大小。空腹每次服7丸，1日3次。

 重点说明

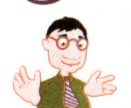 **鳖甲煎丸**

本证主要是因感受疟疾，日久不愈，邪气与气血壅结成痞块，结于胁下而形为疟母或症瘕，影响气血运行，以至产生各种病变。

此方用药极为复杂，虽然配伍人参、阿胶、芍药以补养气血，但仍以泻为主，因而才得以化淤血、行气滞、消痰饮邪热。

人参、阿胶、芍药，能补气养血；

鳖甲，能软坚散结，主心腹症瘕坚积；

葶苈、半夏，能开痹利肺；石苇、瞿麦，则能清利湿热；

柴胡、桂枝、干姜、厚朴，能调理壅滞之气机；

大黄、芒硝、桃仁、桂枝，能破除淤血，通畅气滞；

蜣螂、䗪虫、蜂窝、鼠妇，皆为动物性用药，使破除淤血之药性更为峻猛。

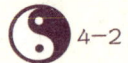4-2

语译

师曰：阴气孤绝，阳气独发，则热而少气烦冤，手足热而欲呕，名曰瘅疟。若但热不寒者，邪气内藏于心，外舍分肉之间，令人消铄脱肉。

老师说：平素阴虚阳盛的人，津液极为亏损，而邪热独盛，表现为高热、呼吸气短，心烦不舒，手足心热而想吐，称为瘅疟。如果只发热而不怕冷的，表示邪热侵入于脏腑，邪热同时又蒸熏体表，内外热盛，表里皆炽所致，因而容易使人消瘦。

温疟者，其脉如平，身无寒但热，骨节疼烦，时呕，白虎加桂枝汤主之。

患温疟，症状表现为：脉象平和，只发热而不怕冷，关节疼痛，时时呕吐，应当服用白虎加桂枝汤治疗。

白虎加桂枝汤方

知母六两　甘草二两，炙　石膏一斤　粳米二合　桂枝，去皮，三两

上剉，每五钱，水一盏半，煎至八分，去滓，温服，汗出愈。

将以上五味药研细碎，每次用五钱，水一盏半，煎至八分，去药渣，温服，汗出则病愈。

疟多寒者，名曰牝疟，蜀漆散主之。

患疟病，出现寒多热少的，称为牝疟，应当服用蜀漆散治疗。

蜀漆散方

蜀漆，洗去腥　云母烧二日夜　龙骨等份

上三味，杵为散，未发前以浆水服半钱。温疟加蜀漆半分，临发时服一钱匕。

将以上3味药，捣成细末，在疟疾未发病前1～2小时，用浆水服半钱。温疟加蜀漆半分，在疟病将要发作时服用一钱匕。

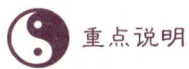 重点说明

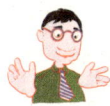
白虎加桂枝汤

温疟：温疟表现为热多而寒少，当疟疾发作后，由于肌表有寒邪未解，故骨节疼烦；寒邪入里化热，邪热内犯于脾胃，故经常想要作呕。

故必须在清热时配伍少量桂枝来发汗，以祛除表寒。

石膏、知母：清热除烦；

桂枝：通经达表，引邪外出；

甘草、粳米：益气生津。

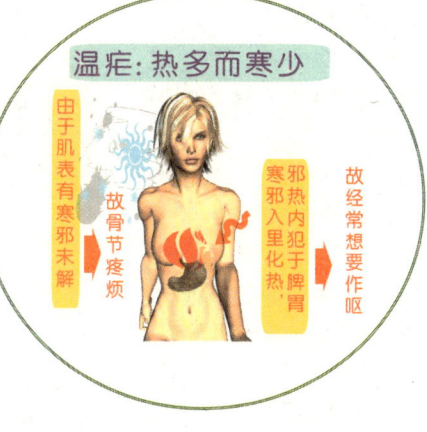

温疟：热多而寒少

由于肌表有寒邪未解
故骨节疼烦
邪热内犯于脾胃
寒邪入里化热
故经常想要作呕

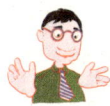
蜀漆散

牝疟：表现为寒多热少，主要是因患者平素有痰饮未消所致，阳气被阴邪所阻遏，不能外达于肌肉，当疟疾发作之后，邪热仍然深伏于内，故表现为寒多热少，头项腰脊痛，无汗，脉弦而紧。

必须在除疟时兼顾化痰。

蜀漆：祛痰截疟，涌吐痰浊。蜀漆为常山之幼苗，为治疗疟疾之专药，效果显著。但蜀漆催吐力极强，容易引起恶心呕吐，伤及正气。

云母：祛痰化湿；

龙骨：镇静安神，收敛化痰，能克制蜀漆猛悍之性；

浆水：和胃，辅助蜀漆涌吐痰浊。

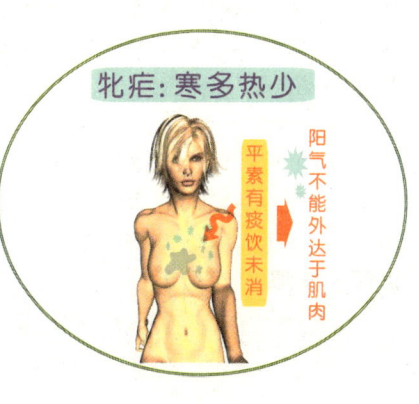

牝疟：寒多热少

平素有痰饮未消
阳气不能外达于肌肉

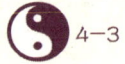 4-3

附方：

《外台秘要》牡蛎汤方

治牝疟。

牡蛎四两，熬　麻黄去节四两　甘草二两　蜀漆三两

上四味，以水八升，先煮蜀漆、麻黄，去上沫，得六升，内诸药，煮取二升，温服一升。若吐，则勿更服。

柴胡桂姜汤方

治疟寒多微有热，或但寒不热，服一剂如神。

柴胡半斤　桂枝三两，去皮　干姜二两　栝蒌根四两　黄芩三两　牡蛎三两，熬甘草二两，炙

上七味，以水一斗二升，煮取六升，去滓，再煎，取三升，温服一升，日三服。初服微烦，复服汗出便愈。

 语译

附方：《外台秘要》牡蛎汤

以上4味药，用水8升，先煎蜀漆、麻黄，去水面上白沫，取药液六升，加入牡蛎、甘草，煮取2升，温服1升。如果出现呕吐，就不能再服用。

治疟疾之寒多热少，或只出现恶寒不发热，服一剂即药效如神。

以上7味药，用水1斗2升，煮取药液6升，去药渣，再煎取3升，温服1升，1日3次。开始服药时会出现轻微的烦躁，可以继续服药，使身体汗出则病情能愈。

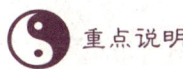

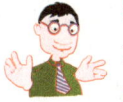 **牡蛎汤与蜀漆散之区别：**

牡蛎汤与蜀漆散皆可用于治疗寒多热少之牝疟。

蜀漆散主治内有痰饮而无表邪，脉象弦滑；牡蛎汤主治内有寒痰而表邪重，脉象弦紧而浮。

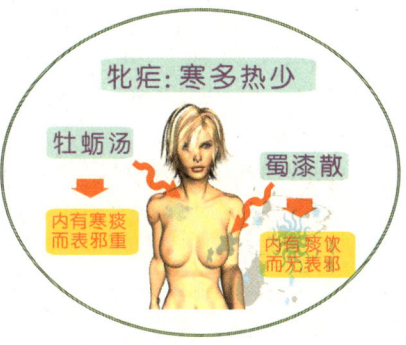

牝疟：寒多热少

牡蛎汤 → 内有寒痰而表邪重

蜀漆散 → 内有痰饮而无表邪

蜀漆散为扶痰截疟，扶正助阳；本方则为散结通阳，截疟软坚。

蜀漆：祛痰截疟，涌吐痰浊。蜀漆为常山之幼苗，为治疗疟疾之专药，效果显著。但蜀漆催吐力极强，容易引起恶心呕吐，伤及正气。

牡蛎：咸寒，软坚散结；麻黄：解表发汗，使阳气达于肌表外。

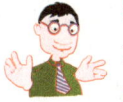 **柴胡桂姜汤**

本证主要是因夏季感受暑热，营阴被损，又因秋日感受寒凉，卫阳被伤，导致营卫两伤。

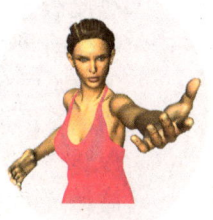

柴胡桂姜汤证主要是因少阳未解，水饮与邪热夹杂于三焦所致。

胸胁满微结，往来寒热：
由于邪在肌表，医者误用发汗法、泻下法，使邪气内陷于少阳所致。

口渴：
由于邪热郁于中焦，胃中津液不足，故口渴。

柴胡桂姜汤证

心烦：
由于邪热郁于中焦所致。

小便不利：
气机壅塞于内，水道不能通畅所致。

5. 中风病节病脉证并治第五

 5-1

夫风之为病，当半身不遂，或但臂不遂者，此为痹。

脉微而数，中风使然。寸口脉浮而紧，紧则为寒，浮则为虚，寒虚相搏，邪在皮肤。

浮者血虚，络脉空虚，贼邪不泻，或左或右；邪气反缓，正气即急，正气引邪，喝僻不遂。

邪在于络，肌肤不仁；

邪在于经，即重不胜；

邪入于腑，即不识人；

邪入于脏，舌即难言，口吐涎。

侯氏黑散方
治大风，四肢烦重，心中恶寒不足者。

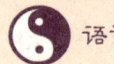 语译

患中风病，表现为半身不能随意活动，如果出现一侧手臂不能随意活动的，属于痹证。

脉象微而数的，属于中风病的脉象。寸口脉出现浮紧的脉象，紧脉表示为感受寒邪，浮脉表示为卫气不足的虚证，这是由于寒邪与虚损的正气相争，寒邪胜故留滞于肌肤。

浮脉是因为血虚，导致络脉空虚，以致外邪留滞不去，乘虚客于身体的左侧或右侧，受邪的一侧，由于络脉痹阻，因此松弛不用；而健康的一侧，则气血运行正常，因此反而显得比较紧张拘挛；由于健侧牵引病邪，因此出现口眼向健侧歪斜。

如果邪气侵犯络脉，导致肌肤失养，会出现肌肤麻木不仁；如果邪气侵犯经脉，导致肢体失养，则会出现肢体沉重无力；如果邪气侵犯入腑，导致神明失养，会出现神志不清；如果邪气侵犯入脏，由于阴脉皆连于舌本，脏气不能达于舌下，则会出现口流涎水，不能说话。

菊花四十分　白术
十分　细辛三分　茯苓
三分　牡蛎三分　桔梗
八分　防风十分　人参
三分　矾石三分　黄芩
五分　当归三分　干姜
三分　川芎三分　桂枝
三分

　　上十四味，杆为
散，酒服方寸匕，日
一服。初服二十日，温
酒调服，禁一切鱼肉大
蒜。常宜冷食，六十日
止，即药积在腹中不下
也，热食即下矣，冷食
自能助药力。

侯氏黑散

　　治疗风邪侵犯人体，出现四肢沉重，虚寒的病证。

　　将以上14味药，捣为散。每次用酒冲服方寸匕，1日1次。开始服药的前20天，以温酒调服。禁食一切鱼、肉、大蒜。平时应当吃偏凉的食物，一直到60天才停止，如果药物积聚在腹中不去，吃偏热的食物即能降下，而偏凉的食物能帮助药力。

 重点说明

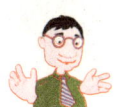 **侯氏黑散**

由于患者平素阳气亏损不足，又因感受风寒邪气，风寒直中于脏腑，脾主四肢，如今邪困于脾，故四肢沉重；脾胃中阳不足，故恶寒。

　　本方攻补兼备，不仅能补气健脾、尚能清肝、散风、降气、化痰。

　　人参、茯苓、白术：益气健脾；

　　当归、川芎：益肝补血；菊花、防风：祛风解表；桂枝、干姜、细辛：解表祛寒；

　　桔梗，矾石：开提邪气，祛痰；牡蛎：收涩潜阳；

　　黄芩：清热；温酒：引诸药达于周身经络。

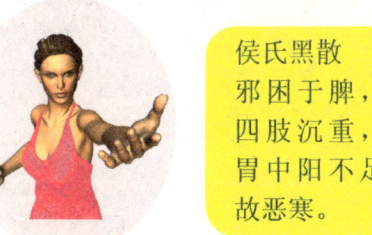

侯氏黑散
邪困于脾，故四肢沉重，脾胃中阳不足，故恶寒。

寸口脉迟而缓，迟则为寒，缓则为虚。营缓则为亡血，卫缓则为中风。邪气中经，则身痒而瘾疹，心气不足，邪气入中，则胸满而短气。

风引汤方　除热瘫痫。

大黄　干姜　龙骨各四两　桂枝三两　甘草牡蛎各二两　寒水石　滑石　赤石脂　白石脂　紫石英　石膏各六两

上十二味，杵，粗筛，以韦囊盛之。取三指撮，井花水三升，煮三沸，温服一升。

防己地黄汤方

治病如狂状妄行，独语不休，无寒热，其脉浮。

防己一钱　桂枝三钱　防风三钱　甘草一钱

上四味，以酒一杯，渍之一宿，绞取汁；生地黄二斤，呋咀，蒸之如斗米饭久；以铜器盛其汁，更绞地黄汁，和，分再服。

头风摩散方

大附子一枚，炮盐等份

上二味，为散，沐了，以方寸匕，已摩疾上，令药力行。

如果寸口部出现迟缓的脉象，迟脉表示为寒，缓脉表示虚。营阴亏虚是由于失血过多，卫气亏虚则是由于风邪损伤所致。如果风寒邪气乘虚侵入于经脉，就会出现全身痛痒而发为瘾疹；如果心气不足，又感受邪气，就会出现胸部胀满和短气。

治疗热性瘫痪和癫痫病。

将以上12味药，捣，粗筛，装于皮革药袋中存放。取三指撮，井泉水3升，煮三沸，温服1升。

治疗狂病，胡言乱语，喋喋不休，脉浮，但没有出现恶寒发热的病证。

将以上4味药，用酒1杯，浸泡1夜，绞取汁；生地黄2斤，切碎，蒸1斗米饭的时间；用铜器装药汁，再绞生地黄汁，将药液混合，分2次服。

将以上2味药，碾成细粉，先用温水洗完头部，取药方寸匕，抹于病痛部位，使其产生药效。

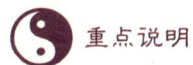
重点说明

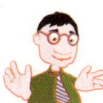
风引汤

瘫痪：由于里热炽盛，或因大怒，导致气血亢盛，上逆于头，目眩耳鸣，神志不清，气血不行于四肢，故瘫痪不能运动。

癫痫：由于邪热炽盛，炼液成痰，痰浊阻于心窍血脉，故出现癫痫。

本方攻补兼备，不仅能补气健脾、尚能清肝、祛风、降气、化痰。

大黄走而不守，导热下行；

寒水石、滑石、赤石脂、白石脂、紫石英、石膏：重镇清热熄风；

龙骨、牡蛎：重镇收涩，敛阴潜阳；

桂枝、甘草：发汗解表，调和营卫；

干姜：温中散寒，以防止石药过于寒凉伤胃。

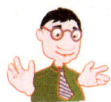
防己地黄汤

本证主要是因患者平素阴液亏虚不足，又因感受风寒邪气日久不愈，邪气入里化热，故表证并不明显，但因里热炽盛，扰动神明，故出现狂躁不宁等神志病。

病如狂状，妄行，独语不休：因心血不足，心火炽盛，血虚生风，扰动神明，故狂躁不宁，精神昏乱，而独话不休；

无寒热：由于邪气入里化热，故表证并不明显；

脉浮：由于血液亏虚不足，阳气无阴液可以依附而外溢，故出现浮脉。

本方攻补兼备，不仅能滋养阴液、尚能清热、祛风、利湿。

生地：补阴滋阴；

桂枝、防风：解肌发表，驱散风邪；

防己：大苦，辛寒以清热，并能祛风利湿；

甘草：调和诸药。

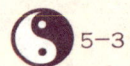 5-3

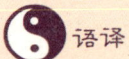 语译

寸口脉沉而弱，沉即主骨，弱即主筋，沉即为肾，弱即为肝。汗出入水中，如水伤心，历节黄汗出，故曰历节。

跌阳脉浮而滑，滑则谷气实，浮则汗自出。

少阴脉浮而弱，弱则血不足，浮则为风，风血相搏，即疼痛如掣。

盛人脉涩小，短气，自汗出，历节疼，不可屈伸，此皆饮酒汗出当风所致。

诸肢节疼痛，身体魁羸，脚肿如脱，头眩短气，温温欲吐，桂枝芍药知母汤主之。

桂枝芍药知母汤方

桂枝四两　芍药三两　甘草二两　麻黄二两　生姜五两　白术五两　知母四两　防风四两　附子二枚，炮

上九味，以水七升，煮取二升，温服七合，日三服。

如果寸口部出现沉弱的脉象，沉脉主骨病，弱脉主筋病，故沉脉表示为肾病，弱脉表示为肝病。汗为心液，如果人体于出汗后浸入水中，汗与水湿相互搏击，不仅损伤心气，出现黄汗，汗湿还会流注于关节，引起关节肿痛，称为历节病。

如果跌阳部出现浮滑的脉象，滑脉表示为胃肠中的谷气壅聚成实，浮脉表示为里热炽盛而出汗。

如果少阴部出现浮滑的脉象，弱脉表示为阴血虚少，浮脉表示为外感风邪，风邪与血虚搏结，导致经脉痹阻不通，因此出现关节牵制疼痛。

如果肥胖者出现涩小的脉象，症状表现为呼吸气短，自汗，全身关节疼痛，屈伸不利，这是由于饮酒以后出汗，又感受风邪所致。

全身每个关节疼痛，身体瘦弱，两脚肿大像要与肢体完全脱离一样，头晕，呼吸气短，时时想要呕吐，应当服用桂枝芍药知母汤治疗。

将以上9味药，用水7升，煮取汁2升，每次温服7合，1日3次。

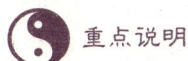 重点说明

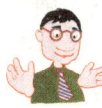

疬节病：汗与水湿相互搏击，不仅损伤心气，出现黄汗，汗湿还会流注于关节，引起关节肿痛。

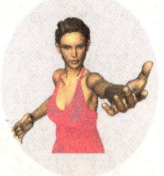

寸口部出现沉弱的脉象，表示病在何处？
沉脉表示为肾病；弱脉表示为肝病。

跌阳部出现浮滑的脉象，表示病在何处？
滑脉表示为胃肠中的谷气壅聚成实；浮脉表示为里热炽盛而出汗。

少阴部出现浮滑的脉象，表示病在何处？
弱脉表示为阴血虚少；浮脉表示为外感风邪。

桂枝芍药知母汤

本证主要是因感受风湿邪气，日久不愈而形成历节病。

诸肢节疼痛：风湿邪气侵袭人体，留滞于关节各处，导致气血不畅，阳气受阻不能外达所致。

身体魁羸：风湿郁久则化热，邪热消烁肌肉血气，故身体瘦弱。

脚重如脱：湿热入于脾胃，导致脾胃失运，水湿停聚于下，故脚重如脱。

头眩短气，温温欲吐：胃中湿热上蒸，导致清阳不升，浊气不降所致。

此方乃通治风寒湿三邪之法。对于平素阳虚之人，如果不扶助其阳气，则已经入于筋骨间之邪气将很难转出，故应用附子温阳除湿。

桂枝、麻黄、防风：解表祛风；
芍药、知母：清热滋阴；
白术、附子：健脾温里而除湿；
生姜、甘草：温中和胃，调和诸药。

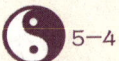

味酸则伤筋，筋伤则缓，名曰泄。咸则伤骨，骨伤则痿，名曰枯。枯泄相搏，名曰断泄。营气不通，卫不独行，营卫俱微，三焦无所御，四属断绝，身体羸瘦，独足肿大，黄汗出，胫冷。假令发热，便为病节也。

病疠节不可屈伸，疼痛，乌头汤主之。

乌头汤方

治脚气疼痛，不可屈伸。

麻黄　芍药　黄芪各三两　甘草三两，炙　川乌五枚，㕮咀，以蜜二升，煎取一升，即出乌头

上五味，㕮咀四味，以水三升，煮取一升，去滓，内蜜煎中，更煎之，服七合，不知，尽服之。

矾石汤方

治脚气冲心。

矾石二两

上一味，以浆水一斗五升，煎三五沸，浸脚良。

酸味食物容易伤筋，筋受伤则肌肉弛缓，称为泄；咸味食物容易伤骨，骨受伤则痿软无力，称为枯。筋缓与骨痿相合，称为断泄。

如果营气不通，则卫气不能运行；如果营卫都虚弱，三焦功能失职，不能输送精气，则四肢失养，身体瘦弱，唯独两脚肿大，出黄汗，小腿发凉，如果兼有出现发热，则属于疠节病。

患疠节病，出现关节疼痛，不能随意屈伸的，应当服用乌头汤治疗。

治疗脚气疼痛，不能随意屈伸。

将以上5味药，前4味切碎，用水3升，煮取汁1升，去药渣，加入蜂蜜再煎煮，先服7合，如果没有感觉不适的，可以服完全部的药汁。

治疗脚气上冲于心。

将药物用浆水1斗5升，煎三五沸，用来浸泡两脚，疗效较佳。

 重点说明

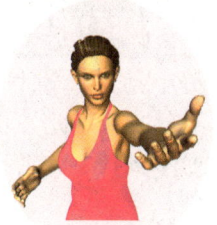

乌头汤

本证为寒湿邪气侵袭人体，留滞于关节各处，导致气血不畅，阳气受阻不能外达所致。由于湿性重浊不移，故关节痛剧，并且不能自由屈伸。

此方用于治疗寒湿所致之疬节病，且以寒邪较重之证，故必须以辛热药开通寒湿痹阻，所谓辛热之法，不外是温里与解表。

乌头：温里祛寒，除寒止痛；

麻黄：解表散寒，通阳宣痹；

> 所谓辛热之法，不外是温里与解表。

芍药、甘草：缓急止痛；

黄芪：补卫气并协助麻黄、乌头以温经止痛，又可防制麻黄辛散太过；

白蜜：甘缓，能解乌头之毒性。

附方：

《古今录验》续命汤方

治中风痱，身体不能自收持，口不能言，冒昧不知痛处，或拘急不得转侧。

麻黄 桂枝 当归 人参 石膏 干姜 甘草各三两 芎䓖一两 杏仁四十枚

上九味，以水一斗，煮取四升，温服一升，当小汗，薄覆脊，凭几坐，汗出则愈，不汗更服。无所禁，勿当风。并治但伏不得卧，咳逆上气，面目浮肿。

《千金方》三黄汤方

治中风手足拘急，百节疼痛，烦热心乱，恶寒，经日不欲饮食。

麻黄五分 独活四分 细辛二分 黄芪二分 黄芩三分

上五味，以水六升，煮取二升，分温三服。一服小汗，二服大汗。心热加大黄二分，腹满加枳实一枚，气逆加人参三分，悸加牡蛎三分，渴加栝蒌根三分，先有寒加附子一枚。

附方：

《古今录验》续命汤

治疗中风病，身体瘦弱不能随意活动，不能说话，迷迷糊糊，不知道疼痛的部位，或是肢体拘挛不能随意活动。

将以上9味药，用水1斗，煮取汁4升，温服1升，身体应当微微出汗，取薄被覆盖背部，倚着椅子坐起，使汗出则病能痊愈；如果不出汗的，应再服药。治疗时没有特别的禁忌，但不要吹风。此方还可以治疗只能伏坐而不能平卧，咳嗽，气喘，脸面浮肿。

《千金方》三黄汤

治疗中风病，手脚拘挛，全身骨节疼痛，燥热心烦，怕冷，整日不想吃东西。

将以上5味药，用水6升，煮取汁2升，分3次温服。第1次服药后使身体微微出汗，第2次服药后则应大汗而出。如果心中烦热的，加入大黄2分；腹部胀满的，加枳实1枚；气上逆的，加人参3分；心悸的，加牡蛎3分；口渴的，加栝蒌根3分；怕冷的，加附子1枚。

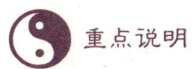

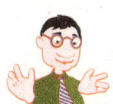 **续命汤**

本证主要是因患者平素气血不足，又因感受风寒邪气，风寒邪气入于经络，导致营卫气血不能正常运行，故身体拘急不得转侧、口不能言；风寒邪气凝滞肌表，导致营卫不得行于内，故麻木而不知痛处。

本方主治气血虚衰，又因感受风寒之中风，故应攻补兼施，方旨为益气养血，祛散风寒。

麻黄、桂枝：发汗解表，使邪仍从表出；人参、甘草、川芎、当归：补益气血；杏仁：宣通肺气；石膏：清热；干姜：温中，以防石膏过于寒凉。

 **三黄汤**

本证主要是因风湿入里，郁而化热，但邪气入里仍未太深所致，故其症状比续命汤证稍轻。

手足拘急，百节疼痛而恶寒：本证主要是因风湿邪气入于肌腠经络、导致营卫不通所致。

心中烦乱：邪气入里化热，邪热内扰所致。

食欲不振：邪热内郁，导致胃失和降所致。

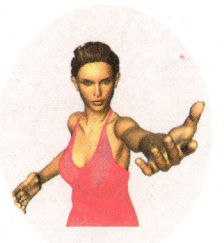

本方乃续命汤之变方。续命汤主治中风实证且偏于热者，而本方则适用于中风较轻、里热仍未盛者，故加强解表散寒之力，使邪从肌表而出。

方中以独活取代桂枝，散寒之力更强；

以细辛之辛散，取代干姜之辛温，加强散寒之力；以黄芩取代石膏，清热泻火，以免过于寒凉；

以黄芪补气，防止麻黄、细辛疏散太过。

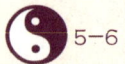 5-6

《近效方》术附汤方

治风虚头重眩，苦极，不知食味，暖肌补中，益精气。

白术二两　附子一枚半，炮去皮　甘草一两，炙

上三味，剉，取五钱匕，姜五片，枣一枚，水盏半，煎七成，去滓，温服。

崔氏八味丸方

治脚气上入，少腹不仁。

干地黄八两　山茱萸四两　薯蓣四两　泽泻　茯苓　牡丹皮各三两　桂枝　附子，炮各一两

上八味，末之，炼蜜和丸梧子大。酒下十五丸，日再服。

《千金方》越婢加术汤方

治肉极，热则身体津脱，腠理开，汗大泄，历风气，下焦脚弱。

麻黄六两　石膏半斤　生姜三两　甘草二两　白术四两　大枣十五枚

上六味，以水六升，先煮麻黄，去上沫，内诸药，煮取三升，分温三服。恶风加附子一枚，炮。

 语译

《近效方》术附汤

治疗虚证而又感受风邪，出现头重，眩晕，痛苦至极，不知道食物的味道。本方具有暖肌肉，补中气，益精气的功效。

将以上3味药，研细碎，取5钱匕，生姜5片，大枣1枚，水一盏半，煎取7分，去药渣，温服。

崔氏八味丸

治疗脚气病，邪气上逆于腹部，小腹不舒适。

将以上8味药，碾成细末，炼蜜为丸，如梧桐子大小，每次用酒服15丸，1日2次。

《千金方》越婢加术汤

治疗肌肉严重消瘦，邪热炽盛导致津液枯竭，腠理大开，汗大出，怕风，腿脚无力。

将以上6味药，用水6升，先煮麻黄，去水面白沫，加入其余药物，煮取汁3升，分3次温服。如果怕风，则加入炮附子1枚。

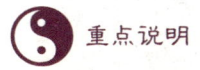

术附汤

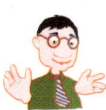

本证主要是因患者平素肾阳亏虚不足，又因感受风寒邪气，风寒邪气入里极深所致。症状表现为脾肾阳虚等里证为主，治疗必须温里利湿以祛寒湿。

附子：温阳补益脾肾；白术：健脾益气；甘草、姜、枣：和中。

头重头晕：邪气壅滞于内，清阳不升，浊气不降所致；

纳呆不知食味：脾肾阳虚，不能运化水谷精微，浊阴之气停于脾胃所致。

崔氏八味丸

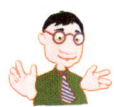

本证主要是因患者平素肾中阴阳两虚，又感受风湿邪气，风湿邪气乘虚随经而上，聚于少腹，故少腹麻木不仁。

本方以六味地黄丸滋补肾阴，并配伍附子、桂枝以温补肾阳，肾阳足则湿自能化。

地黄、山萸肉、山药：滋补肾阴；泽泻、茯苓：健脾利湿；牡丹皮：清热泻火；附子：温补肾阳；桂枝：温通经络。

越婢加术汤

本证主要是因风湿入里，郁而化热，导致外有风湿，里有邪热等中风疬节诸证。

恶风：邪热蒸灼于内，逼汗外出，肌表腠理不固，故恶风；

身重乏力：汗出多导致津液外脱，肌肉不得濡养，故身重乏力；

脚弱：营血不行于下焦，故脚弱。

方中以麻黄配伍石膏：可以解肌发汗但不致过于辛温而伤阴；

以麻黄配伍白术：白术补气，可以防止麻黄发汗太过，又可祛除肌膜之湿邪；生姜、甘草、大枣：甘温益脾而调和营卫；附子：温阳益气；以防汗出过多而亡阳。

 6-1

问曰：血痹病从何得之？

师曰：夫尊荣人，骨弱肌肤盛，重因疲劳汗出，卧不时动摇，加被微风，遂得之。

但以脉自微涩，在寸口，关上小紧，宜针引阳气，令脉和紧去则愈。

血痹阴阳俱微，寸口关上微，尺中小紧，外证身体不仁，如风痹状，黄芪桂枝五物汤主之。

黄芪桂枝五物汤方

黄芪三两　芍药三两　桂枝三两　生姜六两　大枣十二枚

上五味，以水六升，煮取二升，温服七合，日三服。

有人问：血痹病是如何患上的？

老师回答：平日养尊处优、好逸恶劳的人，虽然肌肉很丰满，但筋骨脆弱，肌表腠理疏松，稍微劳动，就感到疲劳、汗出，睡眠时很难入眠，不时翻动身体，又因遭受风邪侵袭，因此形成血痹病。

如果寸口部出现微涩的脉象，关部出现小而紧的脉象，可以用针刺法引导阳气，使脉象平和而不紧，病情就会好转。

患血痹病，导致阴阳气血亏损不足，寸口部与关部出现微脉，尺部出现小紧的脉象，症状表现为身体麻木不仁，像风痹病一样，应当服用黄芪桂枝五物汤治疗。

将以上5味药，用水6升，煮取2升，每次温服7合，1日3次。

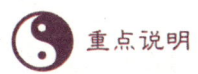 重点说明

血痹病

本证主要是因为气血亏虚不足，导致风寒邪气侵袭所致。

血痹：由于气血亏虚不足，肌肤失于濡养，故身体肌肤麻木。寸部与关部出现微脉，表示血液涩滞，尺部出现紧脉，表示阳气不足，阴寒束于肌表。

此证由于气虚比较严重，故治疗时以补气为主，气行则血行，不需多用当归等补血药。

方中以黄芪益卫行气；以桂枝温经，温通血脉；芍药：滋养阴血；生姜、大枣：调和营卫。

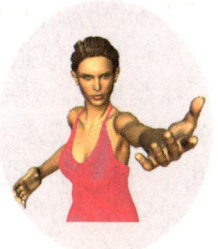

寸部与关部出现微脉：表示血液涩滞。
尺部出现紧脉：表示阳气不足，阴寒束于肌表。

血痹病：
表现为身体麻木不仁。

**五物汤证
黄芪桂枝**

血痹病的病因：
筋骨脆弱，肌表腠理疏松，又因遭受风邪侵袭所致。

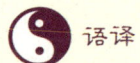6-2

夫男子平人，脉大为劳，极虚亦为劳。

男子面色薄者，主渴及亡血，卒喘悸，脉浮者，里虚也。男子脉虚沉弦，无寒热，短气里急，小便不利，面色白，时目瞑，兼衄，少腹满，此为劳使之然。劳之为病，其脉浮大，手足烦，春夏剧，秋冬差，阴寒精自出，酸削不能行。

男子脉浮弱而涩，为无子，精气清冷。夫失精家，少腹弦急，阴头寒，目眩，发落，脉极虚芤迟，为清谷、亡血、失精；脉得诸芤动微紧，男子失精，女子梦交，桂枝加龙骨牡蛎汤主之。

桂枝加龙骨牡蛎汤方

《小品》云：虚弱浮热汗出者，除桂加白薇、附子各三分，故曰二加龙骨汤。

语译

男子看似没有什么明显的病证，却出现大而无力的脉象，属于虚劳病，如果出现极虚的脉象，也属于虚劳病。

男子面色苍白，表示为口渴和失血证；如果突然出现气喘，心悸，脉象浮大无力，表示为里虚。

男子出现虚弱而沉弦的脉象，虽未出现恶寒发热，但有呼吸急促，少腹拘急，小便不利，面色白，经常两眼昏花，鼻出血，少腹胀满等症状，这是由于虚劳病所引起的。

虚劳病的症状为：脉象浮大无力，手足烦热，春夏更为严重，秋冬时减轻，体内虚寒，精关不固而精液自出，两腿酸痛痿弱而不能行走。

如果男子出现浮弱而涩的脉象，表示元气不足，精少清冷。精液不足的患者，通常小腹部拘急，阴茎龟头寒凉，眩晕，头发脱落，脉象虚弱而芤迟，通常兼有下利清谷、亡血、失精的症状；如果出现芤动而微紧的脉象，在男子则患遗精，在女子则患梦交，应当服用桂枝加龙骨牡蛎汤治疗。

《小品》云：如果体力虚弱，浮热汗出的，应去桂枝，加白薇、附子各3分，称为二加龙骨汤。

桂枝 芍药 生姜
各三两 甘草二两 大
枣十二枚 龙骨 牡蛎
各三两
上七味，以水七
升，煮取三升，分温三
服。

将以上7味药，用水7升，煮取
汁3升，分3次温服。

 重点说明

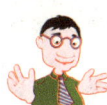 **虚劳病**

本证主要是因为阴阳两虚所致之遗精、梦交证治。

扎乃浮大中空，主亡血失精；微紧脉主阳气不足，里有阴
寒邪气壅滞。

男子失精，女子梦交：肝主疏泄，肾主蛰藏，由于阴阳两虚，导致肾
失蛰藏，肝之疏泄太过所致。

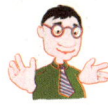 **桂枝加龙骨牡蛎汤**

本证属于阴阳两虚，因而出现肾阳虚衰（肾失蛰
藏），以及肝气浮动（肝之疏泄太过）两种症候。

本方由
桂枝汤增减
而来。
桂枝
汤能发汗解
表，调和营
卫；
龙骨、
牡蛎：收涩潜阳；
芍药：敛阴而滋阴，配伍桂枝，则能调和营卫。

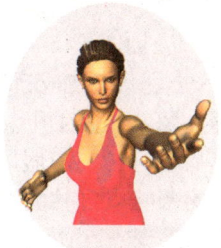

此证如果单用助阳之法，
则容易动火伤阴；如果单
用养阴之法，则容易损伤
阳气，因此，必须同时滋
阴与潜阳，调和营卫。

 6-3

男子平人，脉虚弱
细微者，喜盗汗也。

人年五六十，其病
脉大者，痹侠背行，若
肠鸣，马刀侠瘿者，皆
为劳得之。脉沉小迟，
名脱气，其人疾行则喘
喝，手足逆寒，腹满，
甚则溏泄，食不消化
也。脉弦而大，弦则为
减，大则为芤，减则为
寒，芤则为虚，虚寒相
搏，此名为革。妇人则
半产漏下，男子则亡血
失精。

虚劳里急，悸，
衄，腹中痛，梦失精，
四肢酸疼，手足烦热，
咽干口燥，小建中汤主
之。

小建中汤方

桂枝三两，去皮
甘草三两，炙　大枣
十二枚　芍药六两　生
姜三两　胶饴一升

上六味，以水七
升，煮取三升，去滓，
内胶饴，更上微火消
解，温服一升，日三
服。呕家不可用建中
汤，以甜故也。

语译

男子看似没有什么明显的病证，
但却出现虚弱而细微的脉象，经常在
入睡时盗汗而出。

人到了五六十岁时，如果出现大
而按之无力的脉象，脊背麻木不仁，
腹中肠鸣，腋下或颈部生瘿痛的，大
多是由于虚劳所致。如果出现沉而小
迟的脉象，称为脱气。病人快步行走
时就会气喘，兼有手足逆冷，腹部胀
满，严重时甚至出现大便稀溏，饮食
不能消化。

如果出现弦而兼大的脉象，弦脉
重按时则衰减，大脉中空有如芤脉一
般，弦脉主寒证，芤脉主虚证，弦、
芤两脉相合，称为革脉。

在妇人主患小产或漏下，在男子
则主患亡血或遗精。

患虚劳病，出现小腹拘急，心
悸，鼻出血，腹部疼痛，梦遗失精，
四肢疼痛，手足心烦热，咽干口燥，
应当服用小建中汤治疗。

将以上6味药，用水6升，煮取汁
3升，去药渣，加入胶饴，再用微火
溶解，每次温服1升，1日3次。如果
出现呕吐时，不应服用建中汤，因为
此方的药味太过甘甜的缘故。

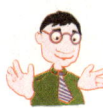

小建中汤

本证主要是因为脾肾阳气俱虚，脾虚不能摄精，肾虚不能藏精，精关不固所致。

芤乃浮大中空，主亡血失精；微紧脉主阳气不足，里有阴寒邪气壅滞。

饴糖配伍甘草，大枣，以甘温补中；

芍药：敛阴而滋阴，配伍桂枝，则能调和营卫，缓急止痛。

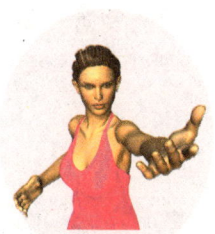

本证出现寒热错杂诸证，极为复杂，用补或用泻法皆有所顾忌，方用甘温之法，调和脾胃功能，使阴阳气血生化充足，则阴阳营卫和调，而诸证自然消失。

男子失精，女子梦交：
肝主疏泄，肾主蛰藏，由于阴阳两虚，导致肾失蛰藏，肝之疏泄太过所致。

里急，腹中痛：
阳气亏虚，阴寒偏盛所致。

心悸：
心血不足所致。

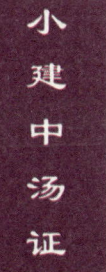

小建中汤证

衄血，手足烦热，咽干口燥：
阴虚则阳热偏亢所致。

梦遗失精：
肾气虚则阴不能内守所致。

四肢酸疼：
气血虚则不能营养四肢百骸所致。

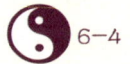6-4

语译

《千金》疗男女因积冷气滞，或大病后不复常，若四肢沉重，骨肉酸疼，呼吸少气，行动喘乏，胸满气急，腰背强痛，心中虚悸，咽干唇燥，面体少色，或饮食无味，胁肋腹胀，头重不举，多卧少起，甚者积年，轻者百日，渐致瘦弱，五藏气竭，则难可复常，六脉俱不足，虚寒乏气，少腹拘急，羸瘠百病，名曰黄芪建中汤，又有人参二两。

虚劳里急，诸不足，黄芪建中汤主之。
虚劳腰痛，少腹拘急，小便不利者，八味肾气丸主之。方见妇人杂病中。

《千金》治疗男女因积冷气滞；或大病后没有康复，出现四肢沉重，骨肉疼痛，呼吸少气，稍为活动则喘促乏力，胸胁满闷，腰背部疼痛，心中悸动不安，咽干唇燥，面色无华，肌肤粗糙；或是饮食无味，胁肋胀满，头晕沉重，嗜睡，病情严重的必然已经久病多年，病情较轻的则拖延百日，因此导致身体逐渐消瘦，五脏衰弱而难以恢复正常，六脉的脉象都虚弱不足，畏寒乏力，少腹拘急不舒，百病丛生，应当服用黄芪建中汤治疗，再加入人参2两。

患虚劳病，出现少腹拘急，阴阳气血俱不足，应当服用黄芪建中汤治疗。
患虚劳病，出现腰痛，少腹拘挛，小便不利，应当服用八味肾气丸治疗。

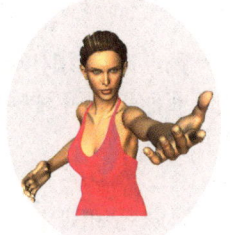

虚劳病：表现为虚劳发热，腹中拘急，心悸而烦，四肢酸痛，倦怠乏力，身重盗汗，气短，喘渴，舌淡苔薄白，脉微而弱。

黄芪建中汤

本证与小建中汤证不同，小建中汤证之"里急"在上腹，损伤及脾；本方证之"拘急"在少腹，损伤及肾。本证之阳气更为亏虚不足，故加黄芪补气，黄芪能走肌肉而实胃气。

方中在大量滋阴药物中，配伍少许之桂枝、附子，意在微微生火，使阴阳相互为用，肾气乃生。

附子温补肾阳；桂枝温通经脉；

地黄，山药：滋阴补肾；山萸肉：收涩滋阴；泽泻：清泻肾火，以防地黄之滋腻；

丹皮：清热泻火；

茯苓：淡渗利湿。

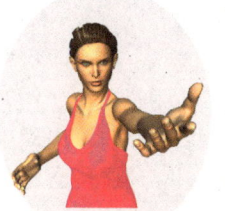

桂枝性走而不守，善于通阳，适用于水饮停聚。
肉桂性守而不走，善于纳气，引火归元，适用于下焦虚寒，命门火衰，真阳亏损者。

黄芪建中汤证

虚劳腰痛：
肾主藏精纳气，由于肾之阴阳两虚，故腰痛腿软。

少腹拘急，小便不利：
肾与膀胱相表里，肾阳虚衰，则膀胱虚寒，膀胱不能正常化气行水所致。

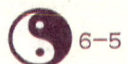

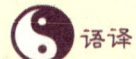

虚劳诸不足，风气百疾，薯蓣丸主之。

薯蓣丸方

薯蓣三十分　当归　桂枝　曲　干地黄　豆黄卷各十分　甘草二十八分　人参七分　川芎　芍药　白术　麦门冬　杏仁各六分　柴胡　桔梗　茯苓各五分　阿胶七分　干姜三分　白敛二分　防风六分　大枣百枚，为膏

上二十一味，末之，炼蜜和丸如弹子大，空腹酒服一丸，一百丸为剂。

虚劳虚烦不得眠，酸枣仁汤主之。

酸枣仁汤方

酸枣仁二升　甘草一两　知母二两　茯苓二两　川芎二两

上五味，以水八升，煮酸枣仁得六升，内诸药，煮取三升，分温三服。

患虚劳病，出现阴阳气血不足，如因感受风邪而引起各种病证，应当服用薯蓣丸治疗。

将以上21味药研细末，用蜜炼丸如弹子大小，空腹用酒送服1丸，用药100丸为1剂。

患虚劳病，出现虚热烦躁，不能入眠，应当服用酸枣仁汤治疗。

将以上5味药，用水8升，煮酸枣仁取汁6升，加入其余4味药，煮取汁3升，分3次温服。

 重点说明

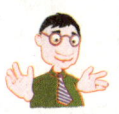 **薯蓣丸**

患虚劳病，百脉空虚，最容易感受风邪。又因风为百疾之长，善行而数变，故可导致多种疾病，譬如，微有寒热，骨节酸痛，肌肤麻木，舌淡苔薄，脉虚弱。

本方以四子汤与四物汤，配伍行气开郁药为主，祛风药反而不多。

仲景以四君、四物养其气血，麦冬、阿胶、干姜、大枣补其肺胃，而以桔梗、杏仁开提肺气，桂枝行

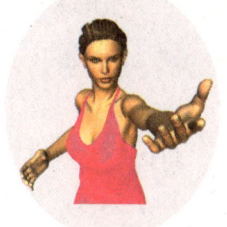

患虚劳病，百脉空虚，最容易感受风邪。
患虚劳证，而兼风气者，不可单治风气。

阳，防风运脾，神曲开郁，豆黄卷宣肾，柴胡升少阳之气，白蔹化入营之风邪。使脾胃正气运化正常，则风气自去。

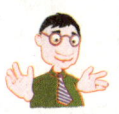 **酸枣仁汤**（养阴清热，敛肝安神）

本证主要是因肝血不足，阴虚内热所致。

方中以酸枣仁合甘草，甘酸化阴，治其阴亏；枣仁合知母，酸苦泄热，治其虚烦；茯苓：健脾益气，宁心安神；川芎：疏散肝胆之气，调和营血；知母：清热除烦，又能缓和川芎之温燥。

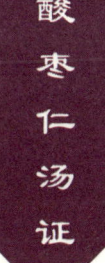

酸枣仁汤证

虚烦不眠：
肝血不足，则魂魄不得藏，阴虚而生内热，虚热上扰则心神不宁。

头目眩晕：
肝阴不足，阴液不能敛阳，导致肝阳上亢，风阳升动，清窍被扰。

盗汗：
阴血不足，虚热逼迫津液外泄。

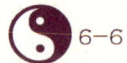

五劳虚极羸瘦，腹满不能饮食，食伤、忧伤、饮伤、房室伤、饥伤、劳伤、经络营卫气伤，内有干血，肌肤甲错，两目黯黑，缓中补虚，大黄䗪虫丸主之。

大黄䗪虫丸方

大黄十分，蒸　黄芩二两　甘草三两　桃仁一升　杏仁一升　芍药四两　干地黄十两　干漆一两　虻虫一升　水蛭百枚　蛴螬一升　䗪虫半升

上十二味，末之，炼蜜和丸小豆大，酒饮服五丸，日三服。

《千金翼》炙甘草汤方

治虚劳不足，汗出而闷，脉结悸，行动如常，不出百日，危急者十一日死。

甘草四两，炙　桂枝　生姜各三两　麦门冬半斤　麻仁半升　人参　阿胶各二两　大枣三十枚　生地黄一斤

上九味，以酒七斤，水八升，先煮八味，取三升，去滓，内胶消尽，温服一升，日三服。

由于五劳而导致体弱消瘦，腹胀不能吃东西，其主要原因是由于饮食失节、忧伤过度、饮酒过量、房事、饥饿、过度疲劳等因素，造成经络、营卫气血受到邪气损伤，淤血停滞，因而出现皮肤粗糙如鱼鳞状，眼圈黯黑等症状。必须缓消淤血，补益气血，应当服用大黄䗪虫丸治疗。

将以上12味药，研细末，用蜜炼成丸如小豆大，每次用酒调服5丸，1日3次。

附方：

《千金翼》炙甘草汤

治疗虚劳病，出现气血阴阳俱不足，汗出而胸闷，脉结心悸，虽然行动正常，但却活不过100天，病情严重的，在11天即会死亡。

将以上9味药，用酒7升，水8升，先煮8味，取汁3升，去药渣，加阿胶完全溶化，每次温服1升，1日3次。

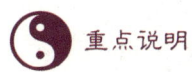 **重点说明**

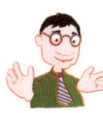 **大黄䗪虫丸**
本证属于虚中挟实，既患有虚劳证，又兼有淤血停滞所致诸证。

本方方旨为缓中补虚，活血化淤，在除淤血时，还须注重滋养阴血。

大黄、䗪虫：破血通络，直达下焦以祛除淤血；

桃仁、干漆、水蛭、虻虫、蛴螬：散痞活血；

地黄、芍药：滋补阴液，濡养血脉；

黄芩、杏仁：清宣肺气而解郁热；

以酒送服，则能帮助药力。

肌肤甲错：
血淤不能濡养肌肤所致。

干血：
因七情，或因饮食，或因房劳，导致正气内伤，血脉凝滞，干血停滞于内。

大黄䗪虫丸证

两目黯黑：
血淤不能上营于目所致。

7. 肺痿肺痈咳嗽上气病脉证治第七

 7-1

 语译

问曰：热在上焦者，因咳为肺痿，肺痿之病，从何得之？

师曰：或从汗出，或从呕吐，或从消渴，小便利数，或从便难，又被快药下利，重亡津液，故得之。

曰：寸口脉数，其人咳，口中反有浊唾涎沫者何？

师曰：为肺痿之病。苦口中辟辟燥，咳即胸中隐隐痛，脉反滑数，此为肺痈，咳唾脓血。脉数虚者为肺痿，数实者为肺痈。

问曰：病咳逆，脉之何以知此为肺痈？

有人问：当热邪壅积于上焦胸肺时，会引起咳嗽，如果日久不愈则会形成肺痿病，肺痿病是如何患得的呢？

老师回答：或是因为发汗过度，或是因为频频呕吐，或是因为从消渴病传变而来，或是因为大便艰难，服用泻下药导致腹泻太过，这些因素都会导致津液严重耗损，阴虚则生内热，邪热灼伤肺叶，因此形成肺痿病。

有人问：如果寸口部出现数脉，病人应当干咳无痰。如今病人反而咳吐脓痰或涎沫，这是什么原因呢？

老师回答：这是肺痿病。

如果口中干燥，咳嗽时兼有胸部隐隐作痛，脉象反而滑数的，这是肺痈病。患肺痈病，则咳嗽时应当吐脓血。

总之，脉象数而虚的表示为肺痿；脉象数而实的表示为肺痈。

有人问：病人患咳嗽、气喘上逆，诊脉时应当如何确定这就是肺痈病？

当有脓血，吐之则
死，其脉何类？

师曰：寸口脉激而
数，激则为风，数则为
热；激则汗出，数则恶
寒。风中于卫，呼气不
入；热过于营，吸而不
出。

风伤皮毛，热伤血
脉。风舍于肺，其人则
咳，口干喘满，咽燥不
渴，多唾浊沫，时时振
寒。

热之所过，血为之
凝滞，蓄结痈脓，吐如
米粥。始萌可救，脓成
则死。

如果肺痈病，病情发展到吐脓血
时，病人通常就会死，此时又是怎样
的脉象呢？

老师回答：寸口部出现微数的脉
象，微脉表示感受风邪，数脉表示体
内有热；因此，出现微脉则容易汗
出，出现数脉则容易怕寒。

当风邪侵犯人体卫气时，邪气会
随着呼气排出体外而不入内；当热邪
侵犯营血时，邪气就会随着吸气深入
到体内而不易排出；风邪容易损伤皮
毛，热邪容易损伤血脉；当风邪滞
留于肺部时，就会出现咳嗽，口中干
燥，气喘，胸中满闷，咽喉干燥而不
渴，多咳吐稠痰或泡沫痰，经常出现
寒战。

当热邪侵犯营血时，容易引起血
液凝滞，以至热邪与血液壅聚形成为
脓，吐出脓痰像米粥一般。当初病时
仍然可以治疗，如果等到痈脓已经形
成，就很难治疗。

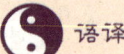

7-2

上气面浮肿，肩息，其脉浮大，不治，又加利尤甚。上气喘而躁者，属肺胀，欲作风水，发汗则愈。

肺痿吐涎沫而不咳者，其人不渴，必遗尿、小便数。所以然者，以上虚不能制下故也。此为肺中冷，必眩，多涎唾，甘草干姜汤以温之。若服汤已渴者，属消渴。

甘草干姜汤方

甘草四两，炙 干姜二两

上㕮咀，以水三升，煮取一升五合，去滓，分温再服。

咳而上气，喉中水鸡声，射干麻黄汤主之。

射干麻黄汤方

射干三两 麻黄四两 生姜四两 细辛 紫菀 款冬花各三两 五味子半升 大枣七枚 半夏半升

上九味，以水一斗二升，先煮麻黄两沸，去上沫，内诸药，煮取三升，分温三服。

语译

患气喘病，症状表现为：面目浮肿，呼吸困难，甚至必须抬肩呼吸，如果出现浮大的脉象，属于不治之证；如果又兼有泄泻不止的，表示病情更加危笃。如果出现气上逆而喘息，烦躁不安的，属于肺胀病，如果出现风水浮肿等症状，就应当用发汗法治疗，使病情痊愈。

患肺痿病，只出现吐涎沫但不咳嗽，口又不渴的，必定兼有遗尿、小便频数的症状。其主要原因是因为上焦虚寒，不能制约下焦膀胱的缘故。属于肺虚寒证，必定会出现眩晕、频吐涎唾，应当服用甘草干姜汤来温肺。如果服药后出现口渴的，属于消渴病。

将以上2味药切碎，用水3升，煮取1升5合，去药渣，分2次温服。

患咳嗽气喘，出现喉中痰鸣如田鸡的叫声，应当服用射干麻黄汤治疗。

将以上9味药，用水1斗2升，先煮麻黄两沸，去水面白沫，加入其余药物，煮取3升，分3次温服。

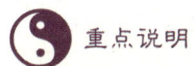 重点说明

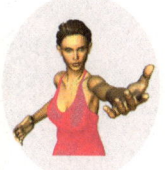

 甘草干姜汤

本证主要是因肺脏虚寒，导致下焦阳气亏虚之证。

吐涎沫，不咳不渴： 肺主通调水道与气机之宣降，肺中虚寒故不渴，肺不能化津故吐涎沫；无气上逆，故不咳。

眩晕： 肺气虚寒，则上焦清阳不升，清阳不升则眩晕。

小便频数： 肺中寒冷，不能制约下焦，故出现小便频数，甚至遗尿不禁。

脾为肺母，肺虚则补其母，故应温补脾胃之阳气，使中阳振奋，则肺冷得以温之。

方中甘草味甘，干姜味辛，辛甘合化则为阳。

本方用量，甘草之量应大于干姜，之所以用干姜而不用附子，是防附子过于温燥而伤阴。

 射干麻黄汤

本证主要是因患者平素有水饮停聚于内，又因兼受风寒，导致肺气不宣，水饮与逆气互阻，故出现咳、喘、痰鸣诸证。

本证为内饮兼有表寒，但内饮重于表寒，故在解表散寒时，应同时止咳化痰。

射干：清热化痰；麻黄：解表祛寒；细辛：温化寒饮；款冬花、紫菀、半夏、生姜：涤痰降逆，五味子：酸收滋阴，以防麻黄、细辛过于辛散伤阴，大枣：补中和胃。

咳逆上气，时时吐浊，但坐不得眠，皂荚丸主之。

皂荚丸方

皂荚八两，刮去皮，用酥炙

上一味，末之，蜜丸梧子大，以枣膏和汤服三丸，日三夜一服。

咳而脉浮者，厚朴麻黄汤主之。

厚朴麻黄汤方

厚朴五两 麻黄四两 石膏如鸡子大 杏仁半升 半夏半升 干姜二两 细辛二两 小麦一升 五味子半升

上九味，以水一斗二升，先煮小麦熟，去滓，内诸药，煮取三升，温服一升，日三服。

出现咳嗽、气喘，时时吐出浓稠痰浊，只能坐而不能睡卧的，应当服用皂荚丸治疗。

将药研细末，用蜜作成丸如梧桐子大小，用枣膏和汤，1次服3丸，白天服3次，夜晚服1次。

出现咳嗽而脉浮的，应当服用厚朴麻黄汤治疗。

将以上9味药，用水1斗2升，先煮熟小麦，去药渣，加入其余药物，煮取3升，每次温服1升，1日3次。

 重点说明

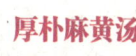 **皂荚丸**

本证主要是因痰浊壅塞于肺，因而导致喘咳等诸证。

痰浊壅塞于上焦，久郁则生热，邪热煎熬津液成稠黏胶痰，阻碍气道，故咳喘气逆；

稠黏之痰，不断随上气而出，故时时吐浊痰；

痰浊塞盛，导致肺失清肃，气机不利，故但坐而不得眠。

此证是因痰气为病，并非寒饮或是邪热火气。故以皂荚宣导痰浊，通畅壅滞，并且配伍枣膏之甘味，以缓和皂荚峻猛之药性。

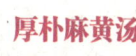 **厚朴麻黄汤**

本证除了有水饮内停之外，尚有热邪壅滞未解，至于表寒则相对较轻。

本方由小青龙汤减桂枝、白芍、甘草，加厚朴、石膏、杏仁、小麦组成，以清热、化痰为主，佐以解表发汗之法。

厚朴：降气消喘； 生石膏：清热除烦；
麻黄：宣肺平喘； 杏仁：宣肺止咳；
半夏：祛痰降逆； 干姜、细辛：温化寒饮；
五味子：敛肺止咳，并防麻黄、细辛散太过；
取小麦煮汁，则能宁心安神。

厚朴麻黄汤证

咳喘气逆：
痰浊壅塞于上焦，久郁则生热，邪热煎熬津液成稠黏胶痰，阻碍气道所致。

时时吐浊痰：
稠黏之痰，不断随上气而出所致。

但坐而不得眠：
痰浊塞盛，导致肺失清肃，气机不利所致。

 7—4

脉沉者，泽漆汤主
之。
泽漆汤方
半夏半升　紫菀
五两　泽漆三斤，以东
流水五斗，煮取一斗五
升　生姜五两　白前五
两　甘草　黄芩　人参
桂枝各三两
上九味，㕮咀，内
泽漆汁中，煮取五升，
温服五合，至夜尽。

大逆上气，咽喉不
利，止逆下气者，麦门
冬汤主之。
麦门冬汤方
麦门冬七升　半夏
一升　人参三两　甘草
二两　粳米三合　大枣
十二枚
上六味，以水一斗
二升，煮取六升，温服
一升，日三夜一服。

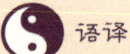 语译

脉沉的，用泽漆汤治疗。

半夏半升　紫参5两（一作紫
菀）　泽漆3斤（以东流水五斗，煮
取1斗5升）　生姜5两　白前5两　甘
草、黄芩、人参、桂枝各3两
将以上药物切碎，加入泽漆汁中
煮取5升，温服5合，到夜晚前将药全
部服完。

如果因虚火上炎，导致咳喘气
逆，咽喉不利的，必须立即以下气法
控制逆气，应当服用麦门冬汤治疗。

将以上6味药，用水1斗2升，煮
取6升，每次温服1升，白天3次，夜
晚1次服。

 重点说明

 泽漆汤

　　本证主要是因水饮内停极为严重所致。

水饮内停属里证，故脉沉；

水饮停滞于下，导致肺气上逆，

故咳嗽。

痰浊壅塞于上焦，久郁则生热，

邪热煎熬津液成稠黏胶痰，阻碍

气道，故咳喘气逆；

稠黏之痰，不断随上气而出，故时时吐浊痰；

痰浊塞盛，导致肺失清肃，气机不利，故但坐而不得眠。

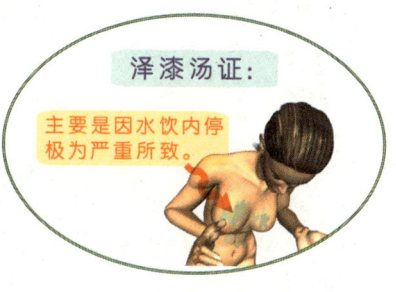

泽漆汤证：

主要是因水饮内停极为严重所致。

　　本方以利湿逐饮为主，并配伍降气化痰、益气、清热等治法。

　　泽漆：味苦微寒，长于利水，能治痰饮阻隔之咳嗽。

　　紫参：能通九窍，利大小便，协助泽漆逐水之功。

　　桂枝、生姜、半夏、白前：降气消痰，温里化饮。

　　人参、甘草：健脾益气。黄芩：清泄水饮久蕴所化之郁热。

 麦门冬汤

　　**本证主要是因肺胃阴

虚，导致咳逆上气，咽喉不利等

诸证。**

大逆上气：由于阴液亏虚，阴虚

则火旺，虚火上炎，则导致肺胃

之气尽皆上逆。

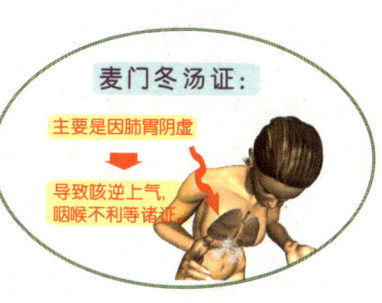

麦门冬汤证：

主要是因肺胃阴虚

导致咳逆上气，
咽喉不利等诸证。

　　本方以滋养肺胃之阴为主，兼以清泄虚热，止逆下气为辅。

　　麦门冬：润肺养胃，清泄虚热。人参、甘草、粳米、大枣：益气生津，滋养胃阴。半夏：温化痰涎，降逆下气。甘草：润肺利咽，调和诸药。

 7-5

肺痈喘不得卧，葶
苈大枣泻肺汤主之。
葶苈大枣泻肺汤方
葶苈，熬令黄色，
捣丸如弹子大　大枣
十二枚
上先以水三升，
煮枣取二升，去枣内葶
苈，煮取一升，顿服。

咳而胸满，振寒，
脉数，咽干不渴，时出
浊唾腥臭，久久吐脓如
米粥者，为肺痈，桔梗
汤主之。
桔梗汤方
亦治血痹。
桔梗一两　甘草二
两
上二味，以水三
升，煮取一升，分温再
服，则吐脓血也。

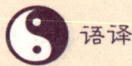 语译

患肺痈病，出现气喘不能平卧，
用葶苈大枣泻肺汤治疗。

以上2味药，先用水3升，煮大枣
取汁2升，去枣加葶苈，煮取1升，顿
服。

咳嗽而胸部胀满，寒战，脉象
数，咽喉干燥而不渴，时常吐出黏稠
腥臭脓痰，拖延日久吐出米粥样脓痰
的，是肺痈病，用桔梗汤治疗。

可以治疗血痹。
将以上2味药，用水3升，煮取1
升，分2次温服。服药后通常可以吐
出脓血。

 重点说明

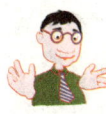 **葶苈大枣泻肺汤**

本证主要是因肺痈尚未化脓，或是脓初形成时所致之诸证。

肺痈：肺叶生疮，形成脓疡，属于内痈，症状表现为咳嗽口干，胸痛，咳吐臭痰，时时振寒，脉滑数。

葶苈子：味苦性寒，药性峻猛，能开泻肺气，下气消痰。

大枣：药性甘缓，能和中补正，可以防止葶苈子过于峻猛而伤肺气。

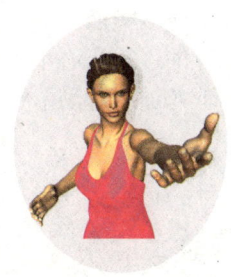

本方为泻肺行水，下气消痰之峻剂，适用于肺痈初期，表证已解，而脓尚未形成之时。

如果肺壅已经十分严重，或是表证未解，则应先解表，之后再用本方。

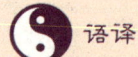

咳而上气，此为肺胀，其人喘，目如脱状，脉浮大者，越婢加半夏汤主之。

越婢加半夏汤方

麻黄六两　石膏半斤　生姜三两　大枣十五枚　甘草二两　半夏半升

上六味，以水六升，先煮麻黄，去上沫，内诸药，煮取三升，分温三服。

肺胀，咳而上气，烦躁而喘，脉浮者，心下有水，小青龙加石膏汤主之。

小青龙加石膏汤方

麻黄　芍药　桂枝　细辛　甘草　干姜各三两　五味子　半夏各半升　石膏二两

上九味，以水一斗，先煮麻黄，去上沫，内诸药，煮取三升。强人服一升，羸者减之，日三服，小儿服四合。

患咳嗽气逆，属于肺胀。肺胀病人会出现喘气，两眼突出好像要脱出眼眶一样，并且脉象浮大的，应当服用越婢加半夏汤治疗。

将以上6味药，用水6升，先煮麻黄，去水面白沫，加入其余药物，煮取3升，分3次温服。

肺胀病人，出现咳嗽而气逆，烦躁，气喘，脉象浮的，表示心下有水饮，应当服用小青龙加石膏汤治疗。

将以上9味药，用水1斗，先煮麻黄，去水面白沫，加入其余药物，煮取3升。身体强壮的服1升，身体弱者减量，1日3次，小儿服4合。

 重点说明

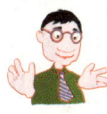 **越婢加半夏汤**

本证主要是因患者平素有里热、痰饮未解，又因外感风邪所致。

本方方旨为清热化痰，宣肺平喘。

麻黄：宣肺平喘，解表发散风邪；石膏：清泄里热，辛凉清解；

半夏：降逆化饮；甘草、大枣：调和诸药。

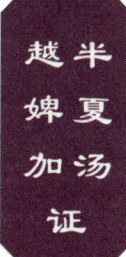

越婢半夏汤加证

咳逆肺胀：
外感风寒，由于肺气郁塞所致。

喘而目如脱：
表示为气机上逆极为严重。

脉浮大：
表示为外有风寒，内有邪热壅滞。

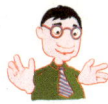 **小青龙加石膏汤**

本证主要是由于外感风寒，又因内有水饮与郁热壅滞所致。

本方方旨为解表化饮，清热除烦。

麻黄、桂枝、细辛：发汗解表，宣肺平喘；

半夏、干姜：降逆化饮；

芍药、五味子：收敛滋阴，以防发汗太过；甘草：调和诸药。

小青龙石膏汤加证

咳而上气：
由于风寒外束，导致肺失肃降，又因水饮不化，故气机上逆而咳。

烦躁而喘：
寒饮蓄积日久则化热，邪热内扰则烦躁，肺失肃降则呼吸气喘。

心下有水：
由于水饮停聚于胃。

103

 7-7

附方：

《外台》炙甘草汤
方

治肺痿涎唾多，心
中温温液液者。方见虚
劳中。

《千金》甘草汤方
甘草

上一味，以水三
升，煮减半，分温三
服。

《千金》生姜甘草
汤方

治肺痿，咳唾涎沫
不止，咽燥而渴。

生姜五两　人参
三两　甘草四两　大枣
十五枚

上四味，以水七
升，煮取三升，分温三
服。

《千金》桂枝去芍
药加皂荚汤方

治肺痿吐涎沫。

桂枝三两　生姜
三两　甘草二两　大枣
十枚　皂荚一枚，去皮
子，炙焦

上五味，以水七
升，微微火煮，取三
升，分温三服。

 语译

附方：

《外台》炙甘草汤

治疗肺痿涎唾多，心泛恶想吐的
病证。方见虚劳篇。

《千金》甘草汤

以上1味药，用水3升，煮后取汁
1.5升，分3次温服。

《千金》生姜甘草汤

治疗肺痿咳唾涎沫不止，咽喉干
燥而口渴。以上4味药，用水7升，煮
取3升，分3次温服。

《千金》桂枝去芍药加皂荚汤

治疗肺痿咳吐涎沫。以上5味
药，用水7升，小火煮取3升，分3次
温服。

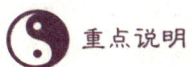 **重点说明**

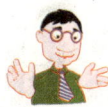

炙甘草汤

肺痿：肺叶枯萎，如同秋树之枯叶，本证是属于燥邪壅滞所引起的虚火，而不是实火，与火热邪气所致之肺痈并不相同。

由于肺阴不足，津液停聚而形成痰涎，故咯吐痰涎为多；

痰涎停滞于膈下，故心中郁闷而欲吐。

此方乃桂枝汤去芍药，加入人参、地黄、阿胶、麻仁、麦门冬，不急于去热，而以生津润燥为主。

炙甘草、生姜、大枣：温通心阳，以行津液；

麦冬、生地、麻仁、阿胶：滋补阴血，润肺滋燥；

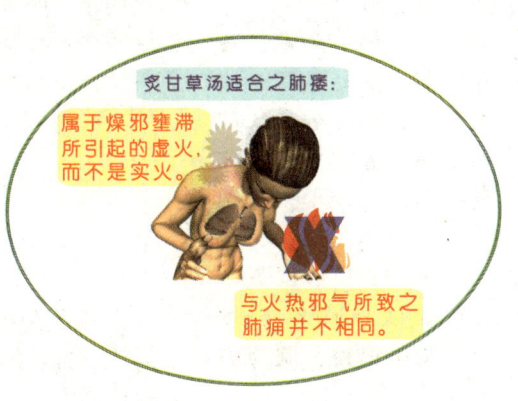

炙甘草汤适合之肺痿：

属于燥邪壅滞所引起的虚火，而不是实火。

与火热邪气所致之肺痈并不相同。

桂枝：药性辛温，在滋阴润燥中作为反佐之药。

桔梗白散

本证为表寒未解而入内，水饮与寒邪互结之里实证。

由于肺阴不足，津液停聚而形成痰涎，故咯吐痰涎为多；

咽燥不渴：由于脾胃虚弱，津液不能上布，故咽干燥；但胃中并无热邪，故不渴。

桔梗：升提肺气，载药上行，以祛尽胸肺之毒。贝母：润肺化痰。

巴豆：辛热有毒，主破坚积，破结排脓，祛毒外出，用于寒实结胸。

《外台》桔梗白散

治咳而胸满，振寒脉数，咽干不渴，时出浊唾腥臭，久久吐脓如米粥者，为肺痈。

桔梗、贝母各三分　巴豆一分，去皮，熬，研如脂

上三味，为散，强人饮服半钱匕，羸者减之。病在膈上者，吐脓血，膈下者泻出，若下多不止，饮冷水一杯则定。

《千金》苇茎汤

治咳有微热，烦满，胸中甲错，是为肺痈。

苇茎二升　薏苡仁半升　桃仁五十枚　瓜瓣半升

上四味，以水一斗，先煮苇茎得五升，去滓，内诸药，煮取二升，服一升，再服，当吐如脓。

肺痈胸满胀，一身面目浮肿，鼻塞清涕出，不闻香臭酸辛，咳逆上气，喘鸣迫塞，葶苈大枣泻肺汤主之。

语译

《外台》桔梗白散

治疗咳嗽而胸部胀满，寒颤，脉象数，咽喉干燥而不渴，时常吐出黏稠腥臭痰涎，吐脓痰像是米粥一般，属于肺痈病。

将以上3味药，捣为散剂，体质强壮的饮服半钱匕，体质弱的应当减少用量。病在膈上的，服药后应当吐出脓血；病在膈下的，服药后应当泻下脓血；如果泻下不停的，可以饮冷水1杯，则腹泻即止。

《千金》苇茎汤

治疗咳嗽有微热，心烦，胸部满闷，胸部皮肤粗糙如鳞甲状，属于肺痈病。

将以上4味药，用水1斗，先煮苇茎，取汁5升，去药渣，加入其余药物，煮取2升，服1升，再服1升后，应当吐出脓痰。

患肺痈病，出现胸部胀满，全身面目浮肿，鼻塞，流清涕，闻不到香臭酸辛的气味，咳嗽气逆，喘息痰鸣，痰涎壅塞于咽喉的，应当服用葶苈大枣泻肺汤治疗。

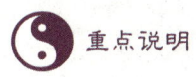 重点说明

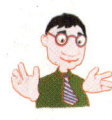

苇茎汤

本证主要是因风热邪毒入于肺，导致痰热相互搏结所致之肺痈。

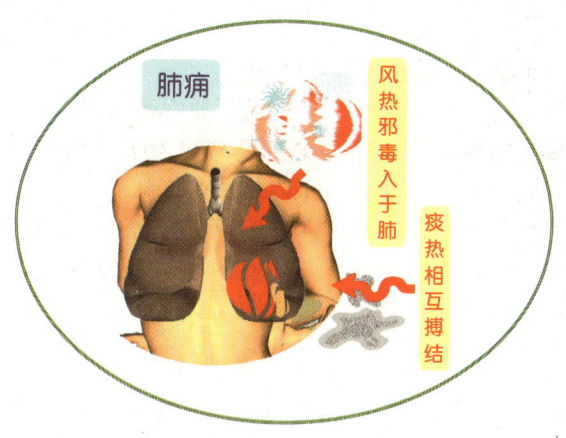

本方方旨为清热化痰，逐淤排脓。
苇茎：清热利水，解渴除烦；
薏苡仁：下气宽中，上清肺热而排脓，下利肠胃而渗湿；
桃仁：活血化淤，润肺滑肠；
冬瓜仁：清热润燥，消痈祛脓。

闻不到香臭酸辛的气味：
由于痰涎壅阻于内，肺气升降失调，导致鼻窍不通所致。

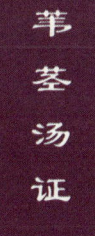

苇茎汤证

全身面目浮肿：
肺主通调水道，如果肺气升降失调，则水道必定不能顺畅，水湿停滞于肌表，故全身面目浮肿。

8. 奔豚气病脉证治第八

8-1

师曰：病有奔豚，有吐脓，有惊怖，有火邪，此四部病，皆从惊发得之。

师曰：奔豚病，从少腹起，上冲咽喉，发作欲死，复还止，皆从惊恐得之。

奔豚气上冲胸，腹痛，往来寒热，奔豚汤主之。

奔豚汤方

甘草　川芎　当归各二两　半夏四两　黄芩二两　芍药二两　生葛五两　生姜四两　甘李根白皮一升

上九味，以水二斗，煮取五升，温服一升，日三服、夜一服。

发汗后，烧针令其汗，针处被寒，核起而赤者，必发奔豚，气从少腹上至心，灸其核上各一壮，与桂枝加桂汤主之。

语译

老师说：奔豚，吐脓，惊怖，火邪，这四种病，都是由于过度惊恐才患得的。

老师说：奔豚气发病时，病人自觉有气从少腹上冲到咽喉，痛苦至极，之后又如同正常人一样，这种病是由于惊恐等精神刺激所引起。

患奔豚病，发病时有气上冲胸部，腹部疼痛，寒热往来，应当服用奔豚汤治疗。

将以上9味药，用水2斗，煮取5升，每次温服1升，白天3次，夜晚1次。

太阳表证，用发汗法治疗后，病情没有好转，又用火针再发其汗，针刺部位受到寒邪侵入，出现核状红色肿块的，必定要形成奔豚气，发病时气从少腹上冲到心胸，应该在核状红色硬结上各灸一壮治疗，另外，内服桂枝加桂汤。

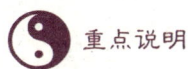 重点说明

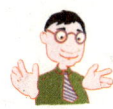

奔豚汤

患奔豚气的病因主要为：情志上过度惊恐忧思，损伤肝肾；或是阴寒内盛，导致肾中寒气上逆，因而出现奔豚气。

李根白皮、黄芩：清泄肝胆郁热；
半夏、生葛根、生姜：舒散肝胆邪气；
当归、芍药、川芎：理血调肝。

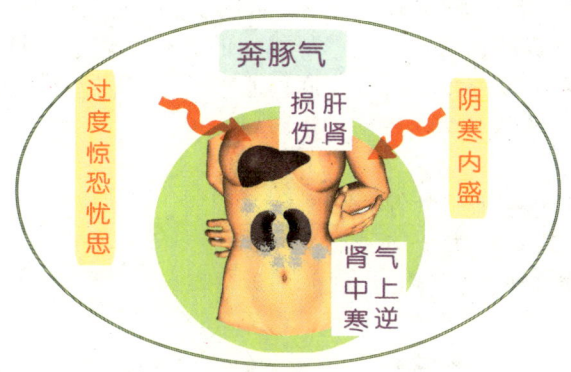

奔豚气

过度惊恐忧思

损肝伤肾

阴寒内盛

肾气中上寒逆

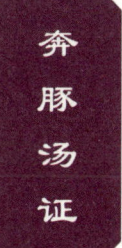

奔豚汤证

气上冲胸：
由于情志过极，导致肝气郁结，肝气久郁则化热而上冲所致。

腹痛：
由于肝气犯胃，逆气攻冲于内，故腹痛。

往来寒热：
肝胆互为表里，肝病则胆亦病，少阳胆气拂郁不舒所致。

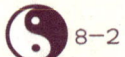 8-2

桂枝加桂汤方

桂枝五两，去皮 芍药三两 甘草二两，炙 生姜三两 大枣十二枚

上五味，以水七升，微火煮取三升，去滓，温服一升。

发汗后，脐下悸者，欲作奔豚，茯苓桂枝甘草大枣汤主之。

茯苓桂枝甘草大枣汤方

茯苓半斤 甘草二两，炙 大枣十五枚 桂枝四两

上四味，以甘澜水一斗，先煮茯苓，减二升，内诸药，煮取三升，去滓，温服一升，日三服。甘澜水法，取水二斗置大盆内，以杓扬之，水上有珠子五六千颗相逐，取用之。

将以上5味药，用水7升，小火煮取3升，去药渣，每次温服1升。

太阳表证，发汗以后，肚脐下出现跳动的感觉，表示即将要发生奔豚的征兆，用茯苓桂枝甘草大枣汤治疗。

将以上4味药，用甘澜水1斗，先煮茯苓，减去2升，加入其余药物，煮取3升，去药渣，每次温服1升，1日3次。甘澜水制作方法：取水2斗，置于大盆内，以杓扬之，直到水上出现珠子五六千颗相逐，取用之。

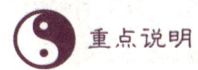 重点说明

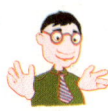 **桂枝加桂汤**

本证主要是因患者平素阳气亏虚，阴寒较重，故容易出现奔豚气病。

汗为心之液，患太阳伤寒病，由于一汗再汗，过度损伤心阳，心阳虚则肾中阴寒之气将乘虚而上凌于心，故气从少腹上冲于胸咽。

本方方旨为温经散寒，缓急降逆。
方中重用桂枝，加强温经散寒之力；
芍药：缓急止痛；生姜、甘草、大枣：和胃降逆。

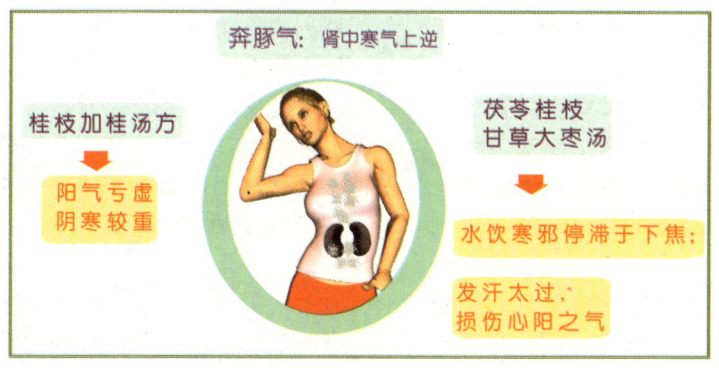

茯苓桂枝甘草大枣汤

本证主要是因患者平素有水饮寒邪停滞于下焦，又因外感风寒，误用发汗法发汗太过，损伤心阳之气，导致肾中阴寒之气乘虚而上凌于心，故脐下出现筑筑而动悸之症状。

本方方旨为利湿降逆，温经散寒。
茯苓：方中重用茯苓以通利水湿，祛寒邪由下而出；
桂枝：温经散寒；炙甘草、大枣：调和脾胃，益气生津。

111

9.胸痹心痛短气病脉证治第九

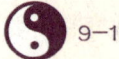 9-1

师曰：夫脉当取太过不及，阳微阴弦，即胸痹而痛，所以然者，责其极虚也。

今阳虚知在上焦，所以胸痹心痛者，以其阴弦故也。

平人无寒热，短气不足以息者，实也。

胸痹之病，喘息咳唾，胸背痛，短气，寸口脉沉而迟，关上小紧数，栝蒌薤白白酒汤主之。

栝蒌薤白白酒汤方
栝蒌实一枚，捣　薤白半斤　白酒七升
上三味，同煮，取二升，分温再服。

语译

老师说：诊脉时，应当注意脉象的太过与不及。如果寸口部出现微脉，尺部出现弦脉，属于胸痹。

心痛的病证，这是因为上焦的阳气不足，因此寸口部出现微脉；阴邪壅聚于下，因此尺部的脉象弦，所以才会出现胸痹心痛的病证。

患者没有恶寒发热的症状，但却会突然出现气急短促、呼吸不利的症状，属于实证。

患胸痹病，症状表现为：喘息，咳嗽，吐痰涎，胸背部疼痛，气短，寸口部出现沉迟的脉象，关部出现小紧数的脉象，用栝蒌薤白白酒汤治疗。

将以上3味药，一起煎煮取2升，分2次温服。注：白酒，米酒初熟的称为白酒。

胸痹不得卧，心痛彻
背者，栝蒌薤白半夏汤主
之。

栝蒌薤白半夏汤方
栝蒌实一枚，捣　薤
白三两　半夏半斤　白酒一
斗

上四味，同煮，取四
升，温服一升，日三服。

患胸痹病，症状表现为：喘息
不能平卧，心胸部痛牵引连及背部
疼痛，应当服用栝蒌薤白半夏汤治
疗。

将以上4味药，一起煎煮取4
升，温服1升，1日3次。

 重点说明

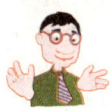

栝蒌薤白白酒汤
本证属于痰浊壅阻所致之胸痹实证。
胸痹：指胸膈间痹塞不通而痛。

本方是以化散胸中之阴寒痰浊为主，故不用桂枝而用薤白。
栝蒌：味苦寒，行气散结，开泄胸中之痰结；

薤白：辛温，
温通胸阳，祛逐阴
寒痰湿；

白酒：行气活
血，引药上行，宣
通胸中之阳气。

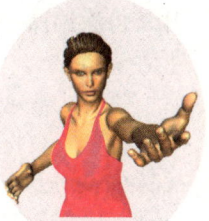

胸痹之病因，有虚有
实。如果因痰浊壅
阻，导致气滞不通则
为实证；
如果因寒邪内盛，导
致阳气亏虚而运行不
畅，则为虚证。

栝蒌薤白半夏汤
本证比栝蒌薤白白酒汤方之胸痹稍为严重，以胸痹不得
卧，心痛彻背为主要症候。
胸痹不得卧：由于痰饮痹邪停滞于上焦，导致气逆不利，肺气上逆之
故；
心痛彻背：痰饮痹邪阻碍气机，阳气不得通畅，故心痛彻背。

栝蒌薤白白酒汤方加入半夏，得以降逆化痰，祛逐痰饮。

113

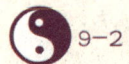 9-2

 语译

胸痹心中痞，留气结在胸，胸满，胁下逆抢心，枳实薤白桂枝汤主之，人参汤亦主之。

　　枳实薤白桂枝汤方

　　枳实四枚　厚朴四两　薤白半斤　桂枝一两　栝蒌实一枚，捣

　　上五味，以水五升，先煮枳实、厚朴，取二升，去滓，内诸药，煮数沸，分温三服。

　　人参汤方

　　人参　甘草　干姜　白术各三两

　　上四味，以水八升，煮取三升，温服一升，日三服。

　　患胸痹病，症状表现为：心中痞满，邪气壅结于胸中；胸部满闷，胁下气逆上冲心胸，应当服用枳实薤白桂枝汤治疗；如果属于虚证，则用人参汤治疗。

　　将以上5味药，用水5升，先煮枳实、厚朴，取汁2升，去药渣，加入其余药物，煮上几沸后，分3次温服。

　　将以上4味药，用水8升，煮取3升，每次温服1升，1日3次。

114

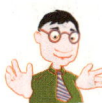

枳实薤白桂枝汤

本证在胸痹的症状上，又有胸满，胁下逆气抢心等证，故以枳实以泄胸中之气，加厚朴，以泄壅积于胁下之邪气。

本方即栝蒌薤白白酒汤方去白酒，加厚朴、枳实、桂枝组成。

白酒：虽能温阳行气，但酒性驱上，反会助长气逆，故用桂枝代替；

厚朴、枳实：消痞除满，宽胸下气；

栝蒌、薤白：开胸散结，豁痰下气。

> 本证比栝蒌薤白白酒汤方之胸痹更为严重，以胸膈满闷，胁下逆气抢心为主要症候。

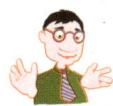

人参汤

本证是因脾胃虚寒，导致气机痞阻所致，属于胸痹虚证。

人参：补气；
干姜：温中祛寒；
白术：益气健脾；
甘草：调和诸药。

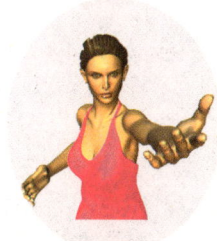

> 胸痹：有虚证与实证的不同。
> 实证为痰浊壅阻，气滞不通所致；虚证为脾胃虚寒，中气不运所致。

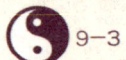 9-3

胸痹，胸中气塞，短气，茯苓杏仁甘草汤主之；橘枳姜汤亦主之。

茯苓杏仁甘草汤方

茯苓三两　杏仁五十个　甘草一两

上三味，以水一斗，煮取五升，温服一升，日三服。不差更服。

橘枳姜汤方

橘皮一斤　枳实三两　生姜半斤

上三味，以水五升，煮取二升，分温再服。

胸痹缓急者，薏苡附子散主之。

薏苡附子散方

薏苡仁十五两　大附子十枚，炮

上二味，杵为散，服方寸匕，日三服。

心中痞，诸逆心悬痛，桂枝生姜枳实汤主之。

桂枝生姜枳实汤方

桂枝　生姜各三两　枳实五枚

语译

患胸痹病，症状表现为：心胸满闷，呼吸气短，应当服用茯苓杏仁甘草汤治疗，或是用橘枳姜汤治疗。

将以上3味药，用水1斗，煮取5升，每次温服1升，1日3次。如果病情未痊愈则应再服。

将以上3味药，用水5升，煮取2升，分2次温服。

患胸痹病，病情急迫的，应当服用薏苡附子散治疗。

将以上2味药，捣成细末，1次服方寸匕，1日3次。

如果心窝部痞满，水饮邪气向上冲逆，导致心窝部牵引疼痛，应当服用桂枝生姜枳实汤治疗。

 重点说明

茯苓杏仁甘草汤　橘枳姜汤

由于痰湿内阻，导致肺气肃降失职，阻碍气机的升降，故出现呼多吸少的短气。

茯苓：渗湿利水，疏通肺气；

杏仁：宣肺降气，祛痰除饮；

甘草：补中和中；

橘皮：行气化痰；

枳实：下气宽胸；

生姜：温中降逆。

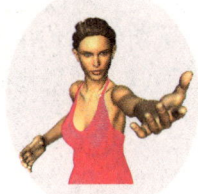

本证属于水饮壅阻所致之胸痹实证，胸痹轻证。

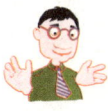
薏苡附子散

胸痹缓急：指胸背疼痛时缓时急。当寒湿之邪入于胸口时，人体阳气会与寒湿之邪争斗，如果寒邪胜则气血凝滞难行，故病势急而疼痛剧烈；如果阳气胜，则气血运行顺畅，故疼痛缓解。

薏苡仁：除湿逐痹；

附子：温阳祛寒。

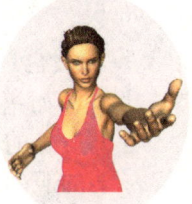

本证属于寒湿壅阻所致之胸痹虚证。

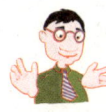
桂枝生姜枳实汤

本证为痰饮气逆所引起的心痛。

桂枝、生姜：温阳祛寒，化饮降逆；

枳实：下气开结，消痞除满。

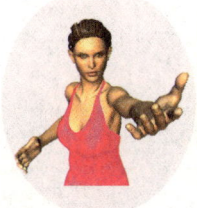

本证属于水饮寒邪停滞于胃所致之气逆心痛，病位在于心窝处，与胸痹证并不相同。

上三味，以水六升，煮取三升，分温三服。

心痛彻背，背痛彻心，乌头赤石脂丸主之。

乌头赤石脂丸方

蜀椒一两　乌头一分，炮　附子半两，炮　干姜一两　赤石脂一两

上五味，末之，蜜丸如梧子大，先服一丸，日三服，不知，稍加服。

九痛丸方　治九种心痛。

附子三两，炮　生狼牙一两，炙香　巴豆一两，去皮心，熬，研如脂　人参　干姜　吴茱萸各一两

上六味，末之，炼蜜丸如梧子大，酒下，强人初服三丸，日三服，弱者二丸。兼治卒中恶，腹胀痛，口不能言。又治连年积冷，流注心胸痛，并冷冲上气，落马坠车血疾等，皆主之。忌口如常法。

将以上3味药，用水6升，煮取3升，分3次温服。

如果心窝部疼痛牵引到背部，或从背部牵引到心窝部，应当服用乌头赤石脂丸治疗。

将以上5味药，研细末，用蜜炼丸如梧桐子大小，饭前服1丸，1日3次，如果疗效不明显时，可以增加剂量。

附方：九痛丸
治疗九种心痛症。

将以上6味药，研为细末，炼蜜为丸如梧桐子大小，以米酒服下，体质好的先服用3丸，1日3次；体质弱的服用2丸。此方可以治疗突然中恶，腹部胀痛，不能说话。又可以治疗阴寒久积，流注于心胸作痛，以及冷气上冲，落马坠车与淤血停滞等疾病。禁忌与平常的事项相同。

枳实桂枝生姜汤证

心中痞：
痰涎、水饮、寒邪停聚于心下，导致胃脘部痞闷不通所致。

诸逆：
由于胃气上逆，则心下之痰涎、水饮、寒邪也随之上逆所致。

胃气上逆：
胃气以下降为顺，胃气被寒饮闭塞不得下行则上逆。

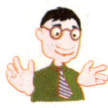

乌头赤石脂丸

本证属于阳气衰微，阴寒极盛所致之气逆心痛，病位在于心窝处，与胸痹证并不相同。

心痛彻背，背痛彻心：由于阴寒邪阻遏气血之运行，故心窝部疼痛牵引到背，背部疼痛又牵引到心窝。

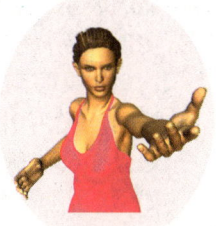

本证属于阳气衰微，阴寒极盛所致之气逆心痛，病位在于心窝处，与胸痹证并不相同。

乌头、附子：温经祛寒，通络止痛。

蜀椒、干姜：温中散寒。

赤石脂：收敛阳气，以防乌头、附子过于辛热。

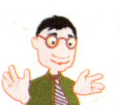

九痛丸

这些心痛主要是因寒邪、积聚、痰饮、跌打损伤等因素，导致淤血痰浊壅塞结于胸，痹塞不通，故出现心胸疼痛。

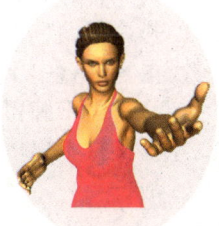

九痛丸：本方辛热，药力峻猛，适用于阴寒内结的寒实证。

九种心痛指：虫心痛、注心痛、风心痛、悸心痛、食心痛、饮心痛、冷心痛、热心痛、去来心痛。

10. 腹满寒疝宿食病脉证治第十

趺阳脉微弦，法当腹满，不满者必便难，两胠疼痛，此虚寒从下上也。当以温药服之。

病者腹满，按之不痛为虚，痛者为实，可下之。舌黄未下者，下之黄自去。腹满时减，复如故，此为寒，当与温药。

病者萎黄，躁而不渴，胸中寒实，而利不止者，死。

寸口脉弦者，即胁下拘急而痛，其人啬啬恶寒也。

夫中寒家，喜欠，其人清涕出。发热色和者，善嚏。中寒，其人下利，以里虚也，欲嚏不能，此人肚中寒。

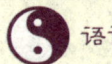 语译

如果趺阳部出现微弦的脉象，应当兼有腹部胀满，如果腹部不胀满的，必定会出现大便困难，两侧腋下至腰部疼痛，这是由于下焦阳虚，寒气从下上逆的缘故，应当用温药治疗。

如果有腹部胀满的症状，按之不痛的表示为虚证；按之疼痛的表示为实证，治疗实证应当用泻下法。

如果腹满而舌苔黄，没有用泻下法的，用泻下药后则黄苔可以消退。如果腹部胀满有时减轻，之后又依然如故，这属于寒证，应当用温药治疗。

病人面色萎黄，烦躁而口不渴，阴寒壅结于胸中，而又腹泻下利不止的，属于死证。

如果寸口部出现弦脉，通常会出现两胁肋拘急而疼痛，兼有畏寒怕冷的症状。

遭受寒邪侵袭的人，喜欢打呵欠，容易鼻流清涕。如果病人出现发热，但面色正常，则喜欢打喷嚏。如果寒邪直中于里，则容易引起腹泻，这是由于脾胃虚寒所致；如果想打喷嚏又打不出，这是由于腹中受寒的缘故。

夫瘦人绕脐痛，必有风冷，谷气不行，而反下之，其气必冲，不冲者，心下则痞也。

病腹满，发热十日，脉浮而数，饮食如故，厚朴七物汤主之。

厚朴七物汤

厚朴半斤　甘草　大黄各三两　大枣十枚　枳实五枚　桂枝二两　生姜五两

上七味，以水一斗，煮取四升，温服八合，日三服。呕者加半夏五合，下利去大黄，寒多者加生姜至半斤。

如果身体瘦弱的人，肚脐周围出现疼痛，必定是因感受风寒，导致大便不通，如果误用泻下法通大便，则会损伤下焦元气，导致下焦阴寒之气逆上；如果气不逆上的，心窝处必定会出现痞证。

患腹部胀满，兼有发热10天，脉象浮数，饮食正常的，应当服用厚朴七物汤治疗。

将以上7味药，用水1斗，煮取4升，每次温服8合，1日3次。兼有呕吐的加半夏五合；兼有腹泻的去大黄，寒象较盛时则加生姜至半斤。

 重点说明

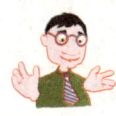 **本证属于表里同病，但里证重于表证。主要是因外感风寒，十数日不解，表邪入里化热，邪热损伤津液，实热壅结于胃肠，故腹满。**

如果只用解表药治疗，则辛热之品将会助长邪热；如果只用攻里药治疗，则苦寒之药将会妨碍散表，故应当用厚朴七物汤表里双解。

方中重用厚朴、枳实，辅以大黄，行气除满，泄热通便以治里；

桂枝、生姜、大枣：调和营卫以解表。

厚朴、枳实、大黄：行气消滞，泻下通便；

桂枝、生姜、大枣、甘草：解表发汗，调和营卫。

 10-2

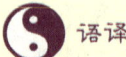 语译

腹中寒气，雷鸣切痛，胸胁逆满，呕吐，附子粳米汤主之。

附子粳米汤方

附子一枚，炮 半夏半升 甘草一两 大枣十枚 粳米半升炒熟

上五味，以水八升，煮米熟，汤成，去滓，温服一升，日三服。

痛而闭者，厚朴三物汤主之。

厚朴三物汤方

厚朴八两 大黄四两 枳实五枚

上三味，以水一斗二升，先煮二味，取五升，内大黄，煮取三升，温服一升，以利为度。

腹部受寒邪侵袭，出现肠鸣腹痛，胸胁逆满，呕吐，应当服用附子粳米汤治疗。

将以上5味药，用水8升，煮米熟汤成，去药渣，每次温服1升，1日3次。

患腹部疼痛，出现大便秘结不通的，应当服用厚朴三物汤治疗。

将以上3味药，用水1斗2升，先煮厚朴、枳实，取汁5升，加大黄煮取3升，每次温服1升，直到大便通利。

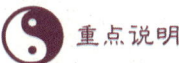 重点说明

厚朴七物汤证

脉浮而数：
外感风寒邪气不解，邪热在表，故脉浮而数。

腹满：
邪热入于阳明胃腑，脾胃气机壅滞，故腹满。

饮食如故：
大便虽硬但尚未形成燥屎，脾胃运化仍正常，故饮食如故。

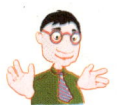 **附子粳米汤**

本证主要是因脾胃虚寒，痰湿上逆所致之腹满痛证。脾胃阳虚，不能运化水湿，阴寒之气犯胃，导致痰湿随胃气上逆，故呕吐；痰湿上逆于胸膈，导致气机宣降不畅，故胸胁逆满。

本方方旨为温阳散寒，降逆和中。
附子：温阳散寒；
半夏：化饮，燥湿降逆；
粳米、甘草、大枣：缓中补虚。

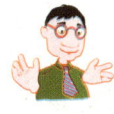 **厚朴三物汤**

本证主要是因实热壅滞于内，胃肠中之气滞比食积更为严重，故不用承气类攻下，而用本方行气消滞。

本方与小承气汤相同，但剂量大小则不同。方中重用厚朴，以行气消滞为主；并配伍大黄、枳实以泻热导滞，以去积通便，三味相伍，使实热积滞消除，腑气得以通畅，则诸症自解矣。

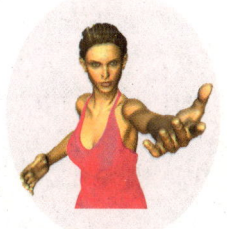

本证主要是因实热壅滞于内，胃肠中之气滞比食积更为严重，故不用承气类攻下，而用本方行气消滞。

按之心下满痛者，此为实也，当下之，宜大柴胡汤。

大柴胡汤方

柴胡半斤　黄芩三两　芍药三两　半夏半升，洗　枳实四枚，炙　大黄二两　大枣十二枚　生姜五两

上八味，以水一斗二升，煮取六升，去滓，再煎，温服一升，日三服。

腹满不减，减不足言，当须下之，宜大承气汤。

大承气汤方　见前痉病中。

心胸中大寒痛，呕不能饮食，腹中寒，上冲皮起，出见有头足，上下痛而不可触近，大建中汤主之。

大建中汤方

蜀椒二合，去汗　干姜四两　人参二两

上三味，以水四升，煮取二升，去滓，内胶饴一升，微火煎取一升半，分温再服，如一炊顷，可饮粥二升，后更服，当一日食糜，温覆之。

如果用手按压心窝部位，感觉胀满疼痛的，属于实证，应当用攻下法，应当服用大柴胡汤治疗。

将以上8味药，用水1斗2升，煮取6升，去药渣，再煎煮后，每次温服1升，1日3次。

如果腹部胀满没有缓解，即使有时症状减轻却不明显的，应当用泻下法，应当服用大承气汤治疗。

如果心胸部位寒邪炽盛，引起疼痛、呕吐、不能饮食，腹中寒气又逆冲，导致腹壁隆起像头足一般的肿块，上下牵引疼痛而不可触摸，应当服用大建中汤治疗。

将以上3味药，用水4升，煮取2升，去药渣，加胶饴1升，以微火煎取1.5升，分2次温服，约一顿饭时间，可饮稀饭2升，之后再服，当天只能食米粥食物，再用被子覆盖取暖，使身体微汗出。

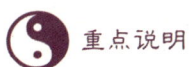 重点说明

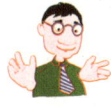 **大柴胡汤**

本方为少阳、阳明同病所致之心下满痛。

心下满痛：心下，指胸膈与胃脘之间，主要是由于少阳胆气郁积不畅，导致实邪停滞于阳明胃腑，气滞食积相攻，故心下满痛。

本方是由小柴胡汤与小承气汤加减组合而成。

柴胡、黄芩：和解少阳；

大黄、枳实：行滞消积，泻下热结；

半夏：和胃止呕；

芍药：缓急止痛；

生姜、大枣：调和胃气。

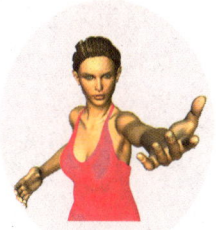

本方为少阳、阳明同病所致之心下满痛。

大建中汤

本证主要是因脾胃阳虚，阴寒内盛所致之上下内外皆痛诸症。

本方方旨为温中祛寒，降逆止痛。

蜀椒：辛热，温中散寒，下气止痛；

干姜：辛热，温中散寒，和胃止呕；

人参：甘温，补益脾胃，扶正祛邪；

饴糖：缓急止痛。

大建中汤证

痛呕不能饮食：
寒邪引动下焦阴气，挟着冲脉上逆所致。

心胸中大寒痛：
由于心胃受寒，引动下焦阴气上逆所致。

上下痛而不可触近：
阴寒气盛，导致中土脾胃无权所致。

125

 10—4

胁下偏痛，发热，其脉紧弦，此寒也，以温药下之，宜大黄附子汤。

大黄附子汤方

大黄三两　附子三枚，炮　细辛二两

上三味，以水五升，煮取二升，分温三服；若强人煮取二升半，分温三服。服后如人行四，五里，进一服。

寒气厥逆，赤丸方主之。

赤丸方

茯苓四两　半夏四两，洗　乌头二两，炮　细辛一两

上四味，末之，内朱砂为色，炼蜜丸如麻子大，先食，酒饮下三丸，日再夜一服，不知，稍增之，以知为度。

如果胁下一侧疼痛，出现发热，脉象紧弦的，属于寒实证，应当用温下法，应当服用大黄附子汤治疗。

将以上3味药，用水5升，煮取2升，分3次温服。如果体质好的人煮取2.5升，分3次温服，服药后，经过行走四五里路的时间，再服下次的药。

如果阴寒内盛而四肢厥冷的，应当服用赤丸治疗。

将以上4味药研细末，加入朱砂染成红色，炼蜜为丸如麻子大小，饭前用米酒服3丸，白天服2次，夜晚服1次，如果效果不明显时，应当逐渐增加用量，直到有效为止。

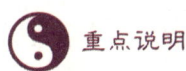 重点说明

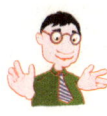

大黄附子汤

本证主要是因患者平素阳虚，食积与寒气凝结于肠间所致。

本方方旨为温阳散寒，泻下实邪。
附子：温经祛寒；
细辛：解表通络，温散寒邪，加强驱寒之力；
大黄：泻下寒实。

胁下偏痛：
由于食积与寒气凝结于内，阴寒邪气随其所虚之处而客之，故聚于某一侧而发为偏痛。

发热：
实邪久积不化，故发热。

大黄附子汤证

弦脉：
表示营卫失调，阳气被郁。

紧脉：
主寒主痛，表示为寒实内结。

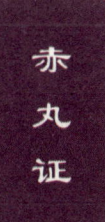

赤丸

本证属于脾肾虚寒，水饮上逆所致之寒气厥逆。

茯苓、半夏：利湿降逆；乌头、细辛：温散寒邪；
以朱砂为衣，取朱砂能重镇降逆，宁心安神之功效。
蜜丸能制乌头之毒性；酒服则能助药力之运行。

腹痛：
由于脾肾阳虚，水饮内盛，寒气挟水饮上逆，导致气血壅滞所致。

四肢厥冷：
阳气不振，不能外达于四肢所致。

赤丸证

心下动悸：
胃气上逆，饮邪上泛所致。

 10-5

腹痛，脉弦而紧，弦则卫气不行，即恶寒；紧则不欲食，邪正相搏，即为寒疝。寒疝绕脐痛，若发则白汗出，手足厥冷，其脉沉紧者，乌头煎主之。

乌头煎方

乌头大者五枚，熬，去皮，不㕮咀

上一味，以水三升，煮取一升，去滓，内蜜二升，煎令水气尽，取二升，强人服七合，弱人服五合。不差，明日更服，不可一日再服。

寒疝腹中痛，及胁痛里急者，当归生姜羊肉汤主之。

当归生姜羊肉汤方

当归三两　生姜五两　羊肉一斤

上三味，以水八升，煮取三升，温服七合，日三服。若寒多者，加生姜至一斤；痛多而呕者，加橘皮二两，白术一两。加生姜者，亦加水五升，煮取三升二合，服之。

🔘 语译

患腹部疼痛，出现弦紧的脉象，弦脉表示为阳虚，卫气不行，所以怕冷；紧脉表示为寒邪壅滞于胃，因此不想吃东西，寒邪与正气相搏，因此形成寒疝。患寒疝病，出现脐周疼痛，发作时则出冷汗，手足厥冷，脉象沉紧的，应当服用乌头煎治疗。

将以上药物，用水3升，煮取1升，去药渣，加蜜2升，煎煮到水分尽去，取2升。

体质强壮的人服7合，体质虚弱的服5合。如果未好转，第二天再服，1日内不能服2次。

患寒疝病，出现腹部疼痛拘急，牵引两胁下疼痛的，应当服用当归生姜羊肉汤治疗。

将以上3味药，用水8升，煮取3升，每次温服7合，1日3次。如果寒气炽盛的，加生姜至1斤；疼痛剧烈而兼有呕吐的，加橘皮2两，白术1两。如果加生姜的，必须再加水5升，煮取3升2合服用。

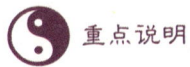 重点说明

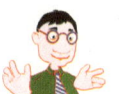 **乌头煎**

本方为寒疝之证治（寒疝：阴寒邪气攻冲于内而作痛）。

乌头：大辛大热，能温阳散寒而止痛，以蜜水煎之，则既能解乌头之毒，又能缓急止痛。

弦则卫气不行：
由于卫阳亏虚，不能护卫肌表所致。

寒疝绕脐痛：
由于脾胃阳气衰败，寒邪结聚于少腹所致。

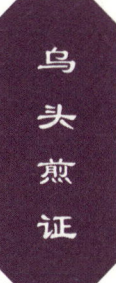
乌头煎证

紧则不欲食：
由于寒盛于内，加之寒冷相击，导致脾胃阳气衰败所致。

发则白汗出，手足厥冷：
白汗属于虚汗，汗淡而不咸，主要是由于下焦虚寒，阳气极度亏虚之故。

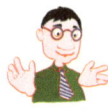 **当归生姜羊肉汤**

本证主要是因患者平素血液亏虚不足，又因阴寒邪气内盛，导致气血不能相荣之故。

腹中拘急而痛：由于寒气内盛，寒性收引，故腹中拘急而痛。

胁痛里急：两胁属肝，肝经循行经过胁肋，由于寒气内盛，血气凝注，肝脉失养，故胁肋疼痛而拘急。

当归：养血补血；生姜：温中散寒；羊肉：性温，味厚能补虚生血；生姜：味辛，可去羊肉之腥。

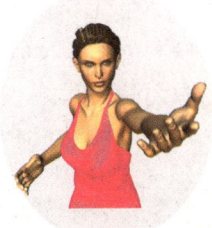

治疗阴虚寒疝，不能用辛热燥烈之药，以免重劫其阴，故仲景另立一法，以当归、羊肉辛甘重浊，温暖下元而不伤阴，佐以生姜五两，加至一肋，随血肉有情之品，引入下焦，温散寒邪。

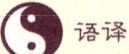

寒疝，腹中痛，逆冷，手足不仁，若身疼痛，灸刺诸药不能治，抵当乌头桂枝汤主之。

乌头桂枝汤方

乌头

上一味，以蜜二斤，煎减半，去滓，以桂枝汤五合解之，令得一升后，初服二合，不知，即服三合，又不知，复加至五合。其知者，如醉状，得吐者，为中病。

桂枝汤方

桂枝三两，去皮 芍药三两 甘草二两，炙 生姜三两 大枣十二枚

上五味，剉，以水七升，微火煮取三升，去滓。

其脉数而紧，乃弦，状如弓弦，按之不移。脉数弦者，当下其寒；脉紧大而迟者，必心下坚；脉大而紧者，阳中有阴，可下之。

患寒疝病，出现腹部疼痛，四肢发冷，手足麻木不仁，如果又兼有全身疼痛的，经由艾灸、针灸以及药物都不能治疗的，应当服用抵当乌头桂枝汤治疗。

将以上药物用蜜2斤，煎煮至一半量，去药渣，用桂枝汤药液5合溶解得1升后，初服2合，如果效果不明显的，再服3合，如果还不见效，再加量至5合。如果有效，则会出现酒醉状，以及呕吐的现象，表示病情已经改善一半。

将以上5味药，切碎，用水7升，小火煮取3升，去药渣。

如果出现数而紧的脉象，属于弦脉，好像弓弦般按之挺直不移。出现数而弦的脉象，应当用泻下法祛除寒邪；出现紧大而迟的脉象，心窝部位必定会出现坚实痞硬；出现大而紧的脉象，表示实邪中夹杂有寒邪，应当用泻下法。

附方：

宿食在上脘，当吐之，宜瓜蒂散。

瓜蒂散方

瓜蒂一分，熬黄赤小豆一分，煮

上二味，杵为散，以香豉七合煮取汁，和散一钱匕，温服之，不吐者，少加之，以快吐为度而止。亡血及虚者，不可与之。

脉紧如转索无常者，有宿食也。脉紧，头痛风寒，腹中有宿食不化也。一云：寸口脉紧。

如果宿食停滞在脘腹上的，应当用催吐法，以瓜蒂散治疗。

将以上2味药，捣为散，用香豉7合煮取汁，与散药混合，取一钱匕温服，如果不呕吐的，再增加少许药量，直到呕吐为止。对于体内出血以及虚弱者，则不可以服用。

如果脉象紧绷如同转索那样变化无常的，表示有宿食。如果出现紧脉，头痛，好像外感风寒一般的，表示腹中有宿食停滞不化的缘故。

 重点说明

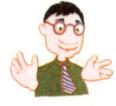 **瓜蒂散**

本证主要是因食积痰实停聚于胸膈脘腹，阻遏气机正常升降所致。

实痰停滞，气机不利，邪有上越之势，则气上冲咽喉，呼吸困难；胸中有食积、痰实阻遏，胸阳不能正常宣发，故出现发热、恶风、自汗出等营卫不和，并且类似于桂枝汤证的症状。

瓜蒂性味极苦，赤豆味酸，两者合用能疏胸中实邪；配伍香豉汁；则可以保护胃气。

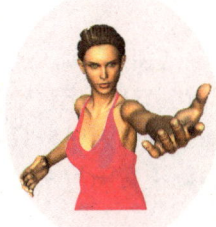

凡胸中因食积、痰实停聚为病，则不能用发汗或泻下法治疗，必须用涌泄之品催吐，使上焦畅通，阳气恢复，则痞硬可消，胸中可和。

11. 五脏风寒积聚病脉证并治第十一

 11-1

肺中风者，口燥而喘，身运而重，冒而肿胀。

肺中寒，吐浊涕。

肺死藏，浮之虚，按之弱如葱叶，下无根者，死。

肝中风者，头目瞤，两胁痛，行常伛，令人嗜甘。

肝中寒者，两臂不举，舌本燥，喜太息，胸中痛，不得转侧，食则吐而汗出也。
肝死藏，浮之弱，按之如索不来，或曲如蛇行者，死。

肝着，其人常欲蹈其胸上，先未苦时，但欲饮热，旋覆花汤主之。

语译

如果肺脏感受风邪，出现口中干燥而气喘，身体不能自主地摇动而沉重，头昏，身体肿胀等症状。

如果肺脏感受寒邪，就会出现吐黏痰和唾液。

肺脏即将衰竭所出现的真脏脉，脉浮虚而无力，重按时虚弱如葱叶，中空无根的，属于死证。

如果肝脏感受风邪，出现头目的肌肉跳动，两胁疼痛，走路时多弯腰驼背，喜食甜味的食物。

如果肝脏感受寒邪，出现两臂不能抬举，舌根干燥，喜欢叹气，胸中疼痛，身体不能转动，一吃东西就会吐出，以及出汗等症状。

肝脏即将衰竭所出现的真脏脉，脉浮而轻取无力，重按时好像绳索般转动而不能重复，或是脉象曲折，像蛇爬行一般的，属于死证。

患肝着病，经常想要别人能用脚踩踏胸部才能感觉舒服，在没有发病而感到痛苦时，只想喝热汤，应当服用旋覆花汤治疗。

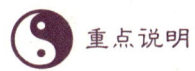 重点说明

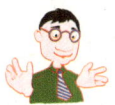 **肺病的症状：**

　　　　肺主宣发与肃降，风邪侵袭肺经，导致肺失肃降，气逆不降，津液不布，故口燥、气喘。

　　肺之通调水道失司，津液不能下输膀胱，反而泛溢于上，阻遏阳气，故头昏膏如物蒙蔽、身体沉重不便、肿胀不适。

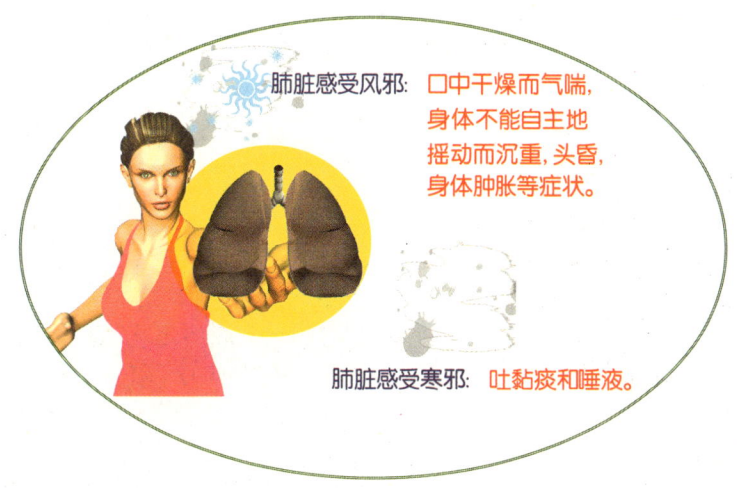

肺脏感受风邪：口中干燥而气喘，身体不能自主地摇动而沉重，头昏，身体肿胀等症状。

肺脏感受寒邪：吐黏痰和唾液。

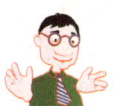 **肝病的症状：**

　　　　寒邪侵袭肝经，导致寒凝血滞，肝脉失养，故两臂不能上举；

　　肝主疏泄，肝经络舌本，寒邪导致气机郁滞，胸阳不得舒展，津液亦不能上达，故出现舌本燥、喜太息、胸中痛、不得转侧等症。

　　肝寒横逆犯胃，导致胃失和降，故食则吐出。

 11-2

心中风者，翕翕发热，不能起，心中饥，食即呕吐。

心中寒者，其人苦病，心如啖蒜状，剧者心痛彻背，背痛彻心，譬如蛊注，其脉浮者，自吐乃愈。

心伤者，其人劳倦，即头面赤而下重，心中痛而自烦，发热，当脐跳，其脉弦，此为心藏伤所致也。

心死藏，浮之实，如丸豆，按之益躁疾者，死。

邪哭便魂魄不安者，血气少也。血气少者，属于心，心气虚者，其人则畏，合目欲眠，梦远行而精神离散，魂魄妄行。阴气衰者为癫，阳气衰者为狂。

 语译

如果心脏感受风邪，出现发热，不能起床，心窝部感觉有饥饿感，但食入后就呕吐等症状。

如果心脏感受寒邪，出现心中灼辣苦痛，好像吃了大蒜一般，严重时，心痛牵引到背部，背痛牵引到心胸，好像有虫在啃咬脏器一般。如果出现浮脉，不服药而能呕吐的，病情就会好转。

如果心脏受到损伤，容易因劳动而疲倦，头面赤红，下肢沉重，心中疼痛，心烦不安，发热，脐部出现跳动感，脉弦，这是心脏受伤所致。

心脏即将衰竭所出现的真脏脉，脉浮而轻按坚实有力，好像麻豆滚动一般，重按则更加急数，属于死证。

如果出现悲伤哭泣，好像邪鬼作怪一般，心神不能安定，这是由于气血虚少的缘故。气血虚少是属于心的疾病；如果心气不足，病人会时常有恐惧感，想要闭起眼睛睡觉，梦见自己行走远路，以至精神涣散，心神不安。如果阴气衰弱的就出现癫病，阳气衰弱的就出现狂病。

134

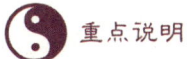 **重点说明**

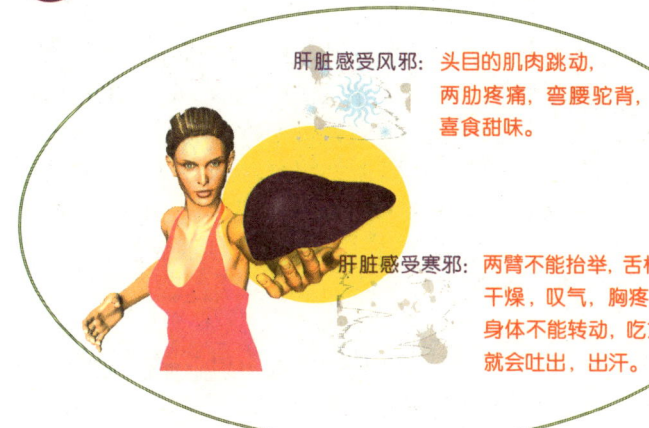

肝脏感受风邪：头目的肌肉跳动，
两肋疼痛，弯腰驼背，
喜食甜味。

肝脏感受寒邪：两臂不能抬举，舌根
干燥，叹气，胸疼，
身体不能转动，吃东西
就会吐出，出汗。

心病的症状：

　　　　阴寒凝聚于心胸，寒凝气滞，致使胸阳不展，故感
觉胸脘似痛非痛，热辣不适，就像吃了蒜一样。

　　阴寒闭阻心阳，致使胸背的阳气不能相通，故疼痛牵引到背
部，背部疼痛又贯穿及胸脘。

　　如果出现浮脉，表示阴寒尚未凝滞，正气尚能与邪气争斗而
出。如果此时经由呕吐使痰饮寒邪从吐而去，表示正气能战胜邪
气，其病可愈。

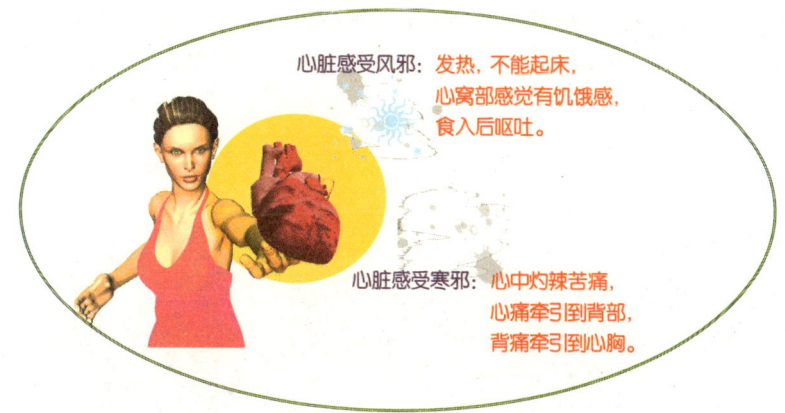

心脏感受风邪：发热，不能起床，
心窝部感觉有饥饿感，
食入后呕吐。

心脏感受寒邪：心中灼辣苦痛，
心痛牵引到背部，
背痛牵引到心胸。

 11-3

脾中风者，翕翕发热，形如醉人，腹中烦重，皮目瞤瞤而短气。

脾死藏，浮之大坚，按之如覆杯洁洁，状如摇者，死。

跌阳脉浮而涩，浮则胃气强，涩则小便数，浮涩相搏，大便则坚，其脾为约，麻子仁丸主之。

麻子仁丸方

麻子仁二升 芍药半斤 枳实一斤 大黄一斤，去皮 厚朴一尺，去皮 杏仁一升，去皮尖，熬，别作脂

上六味，末之，炼蜜和丸梧子大，饮服十丸，日三服，渐加，以知为度。

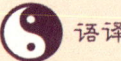 语译

如果脾脏感受风邪，出现全身发热，好像酒醉一般，腹中烦满而沉重，眼皮跳动而呼吸气短。

脾脏即将衰竭所出现的真脏脉，脉浮而轻按大而坚，重按则如同覆盖的杯子，中空而动摇不定，属于死证。

如果跌阳部出现浮而涩的脉象，浮脉表示胃气强盛，涩脉表示小便频数，浮脉与涩脉相合，则会导致大便坚硬，这是由于脾被胃热约束所形成的脾约证，应当服用麻子仁丸治疗。

将以上6味药研细末，炼蜜为丸如梧桐子大小，每次饮服10丸，1日3次。直到大便通畅为止。

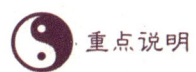

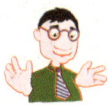 **脾病的症状：**

脾主肌肉四肢，风邪侵犯于脾，致使脾气壅滞，不能输精于四肢，故四肢倦怠；

脾之运化失司，致使气滞湿阻，故腹中沉重满闷；

眼胞属脾，风邪壅滞于脾而上扰，扰动经脉肌肉，故胞睑跳动不适；

水湿停滞，导致脾胃气机升降受阻，故觉短气。

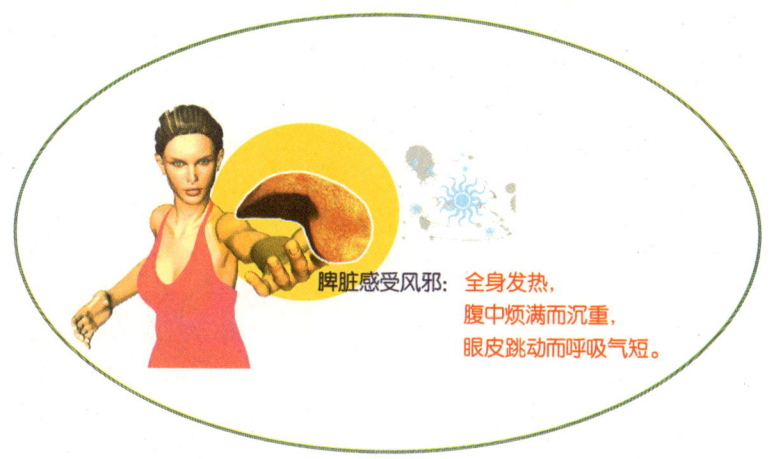

脾脏感受风邪：全身发热，腹中烦满而沉重，眼皮跳动而呼吸气短。

跌阳脉：三部九候诊法之一。跌阳脉位于足背前动脉，属于足阳明胃经，可以候脾胃。

跌阳脉出现浮而涩之脉象，脉浮表示脾胃热盛；

脉涩表示邪热损伤气阴，故脉象滞涩而不流利；

由于脾之转输功能失司，致使津液不能输布而偏渗于膀胱，故小便频数。

 11-4

肾着之病，其人
身体重，腰中冷，如坐
水中，形如水状，反不
渴，小便自利，饮食如
故，病属下焦，身劳汗
出，衣里冷湿，久久得
之，腰以下冷痛，腹重
如带五千钱，甘姜苓术
汤主之。

甘姜苓术汤方
甘草　白术各二两
干姜　茯苓各四两

上四味，以水五
升，煮取三升，分温三
服，腰中即温。

肾死藏，浮之坚，
按之乱如转丸，益下入
尺中者，死。

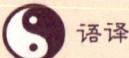 语译

患肾着病，出现身体沉重，腰部寒冷，如坐在水中，好像是水气病，但口不渴，小便通利，饮食正常，此病属于下焦病，主要是因身体劳动而出汗，导致衣服冷湿，久而久之便得此病，腰部以下寒冷、疼痛，腹部沉重得像带五千铜钱一般，应当服用甘姜苓术汤治疗。

将以上四味药，用水5升，煮取3升，分3次温服，使腰部感到温暖。

肾脏即将衰竭所出现的真脏脉，脉浮而轻按坚实，重按则紊乱，形状像弹丸一样转动，在尺部特别明显，属于死证。

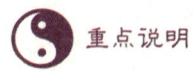 重点说明

肾病的症状：肾着之"着"：指留滞附着的意思；由于寒湿留滞于腰部，腰为肾之外府，故称"肾着"。

由于经常"衣里冷湿"，日久必伤阳气，导致寒湿留滞。寒湿留滞于腰部经络肌肉之中，致使阳气痹着不行，故身体重，腰中冷，如坐水中，形如水状；

由于病在下焦的经络肌肉，没有影响到膀胱的气化功能，津液仍能上承下达，故口"反不渴"、"小便自利"；

由于湿邪并未影响到脾胃的运化功能，故"饮食如故"。

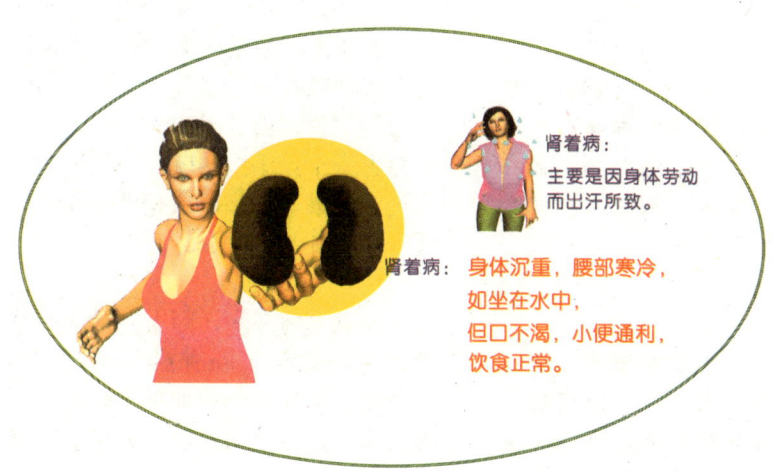

肾着病：
主要是因身体劳动而出汗所致。

肾着病：身体沉重，腰部寒冷，如坐在水中，但口不渴，小便通利，饮食正常。

11—5

问曰：三焦竭部，上焦竭善噫，何谓也？

师曰：上焦受中焦气未和，不能消谷，故能噫耳；下焦竭，即遗溺失便，其气不和，不能自禁制，不须治，久则愈。

师曰：热在上焦者，因咳为肺痿，热在中焦者，则为坚；热在下焦者，则尿血，亦令淋秘不通。

大肠有寒者，多鹜溏；有热者，便肠垢；小肠有寒者，其人下重便血；有热者，必痔。

语译

有人问：如果三焦的机能衰退，譬如上焦心肺机能衰退时，会出现噫出胃气的症状，这是什么原因呢？

老师回答：由于上焦禀受中焦的胃气，如果胃气不和，不能消化食物，则会出现噫气；如果下焦机能衰退，就会出现遗尿或大便失禁，这是由于下焦之气不和，不能自我约制的缘故，此病不需要治疗，日久则自然会痊愈。

老师说：如果热邪壅聚在上焦，就会出现咳嗽而形成肺痿；如果热邪壅聚在中焦，就会导致大便坚硬；如果热邪壅聚在下焦，就会出现尿血，导致小便淋涩疼痛，或是大便秘结不通。

如果大肠有寒，则大便稀溏如鸭粪一样；如果大肠有热，则大便解出脓血、黏滞腥臭；如果小肠有寒，则病人肛门重坠而便血；如果小肠有热，则会形成痔疮。

 重点说明

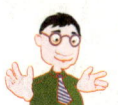 **此段说明热在三焦的病症：**

如果热在上焦，导致肺失肃降，故咳嗽；如果邪热熏灼，耗伤肺的气阴，则形成肺痿。

如果热在中焦，耗伤脾胃津液，致使肠道失于濡润，则大便坚硬。

如果热在下焦，邪热灼伤阴络，故尿血；如果膀胱气化因而不利，则小便滴沥疼痛，甚至壅闭不通。

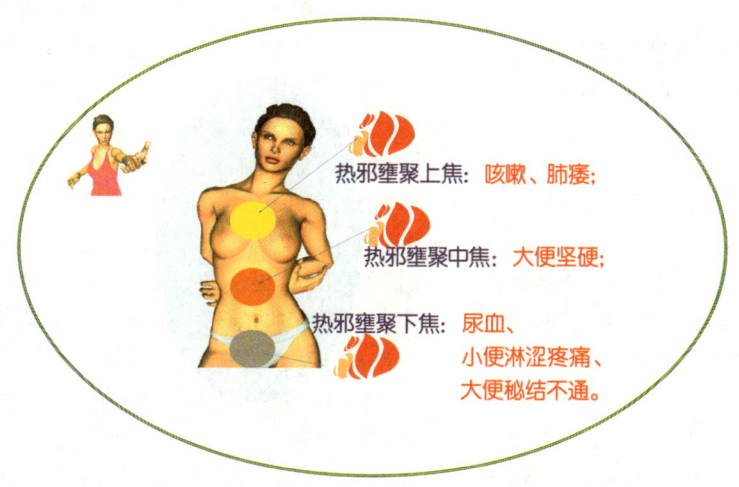

热邪壅聚上焦：咳嗽、肺痿；

热邪壅聚中焦：大便坚硬；

热邪壅聚下焦：尿血、小便淋涩疼痛、大便秘结不通。

如果大肠有寒，不能收摄渣滓之水湿，则会出现水粪混杂而下如同鸭粪。

如果大肠有热，燥化太过，邪热逼迫大肠，则会使得大肠中的黏液垢腻随同大便而出。

如果小肠有寒，阴盛则阳虚，阳虚导致气陷不举，故肛门重坠；由于气虚不能收摄，则大便下血。

如果小肠有热，下移于大肠，导致热结血淤，故生痔疮。

 11-6

问曰：病有积、有聚、有谷气，何谓也？

师曰：积者藏病也，终不移；聚者腑病也，发作有时，辗转痛移，为可治；谷气者胁下痛，按之则愈，复发，为谷气。

诸积大法：脉来细而附骨者，乃积也。

寸口，积在胸中；微出寸口，积在喉中；

关上，积在脐旁；上关上，积在心下；微下关，积在少腹。

尺中，积在气冲；脉出左，积在左；脉出右，积在右；脉两出，积在中央，各以其部处之。

 语译

有人问：病有积、有聚、有谷气，应该如何区别呢？

老师回答：积属于脏病，病位始终固定不移；聚属于腑病，发作有一定时间，痛处经常游走移动，可以治疗；谷气，可以导致胁下疼痛，用手按之则病可缓解，但还会复发。

各类积病的诊脉法为：如果脉象沉细，好像附着在骨上的，这属于积病。

如果寸口脉象沉细的，表示积病在胸中；如果脉象沉细，搏动稍微出于寸口部的，表示积在喉中；

如果关部脉沉细的，表示积在肚脐周围；如果关部上出现沉细的脉象，表示积在心下；如果尺部上出现沉细的脉象，表示积在少腹。

如果尺部中出现沉细的脉象，表示积在气冲；如果左手出现沉细的脉象，表示积在身体左侧；如果右手出现沉细的脉象，表示积在身体右侧；如果两手都出现沉细的脉象，表示积在中央。治疗的方法，应该根据不同的部位，采取不同治法。

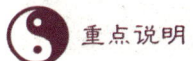

重点说明

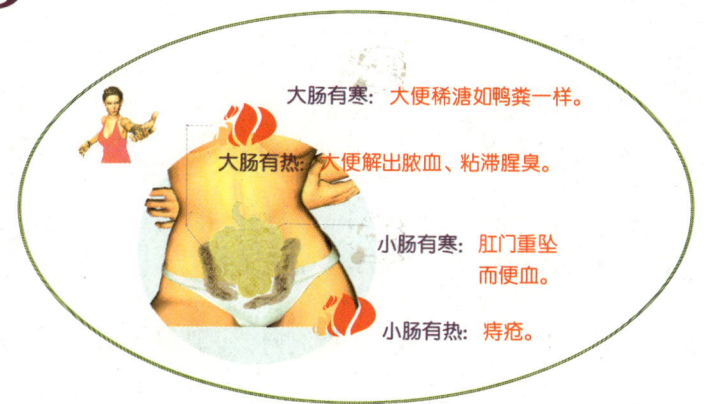

大肠有寒：大便稀溏如鸭粪一样。

大肠有热：大便解出脓血、粘滞腥臭。

小肠有寒：肛门重坠
而便血。

小肠有热：痔疮。

此段说明积、聚、谷气三病都会导致腹中形成痞块、胀满或胀痛。

　　积病的病位在于脏器，病位较深，故痞块与胀痛固定不移、持续不消，病势较重。

　　聚病的病位在于腑器，病位较浅，故痞块或疼痛时作时止，痛处上下走窜移动，病势较轻。

　　谷气是因胃肠中有谷食停滞，导致胃失通降，肝失疏泄，故胁下痛胀；由于按压可以使气机通畅，故痛止；由于留滞之谷食不久又会聚集，故胀痛又会复发。

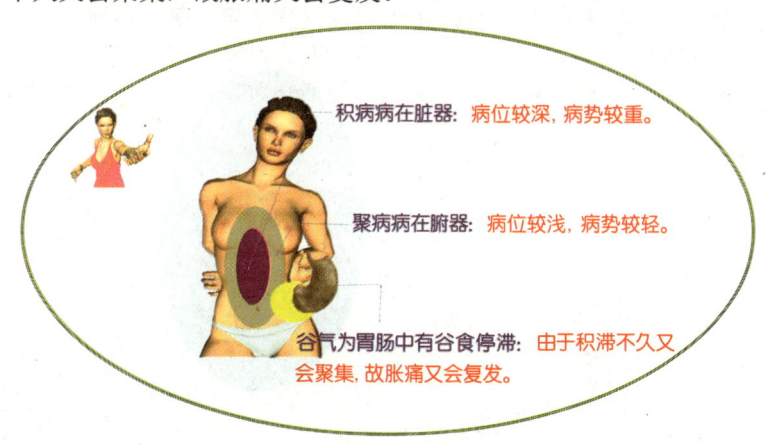

积病病在脏器：病位较深，病势较重。

聚病病在腑器：病位较浅，病势较轻。

谷气为胃肠中有谷食停滞：由于积滞不久又会聚集，故胀痛又会复发。

143

12. 痰饮咳嗽病脉证并治第十二

 12—1

问曰：夫饮有四，何谓也？

师曰：有痰饮，有悬饮，有溢饮，有支饮。

问曰：四饮何以为异？

师曰：其人素盛今瘦，水走肠间，沥沥有声，谓之痰饮；

饮后水流在胁下，咳唾引痛，谓之悬饮；

饮水流行，归于四肢，当汗出而不汗出，身体疼重，谓之溢饮；

咳逆倚息，短气不得卧，其形如肿，谓之支饮。

 语译

有人问：饮病有四种，是指什么？

老师回答：有痰饮、有悬饮、有溢饮、有支饮。

有人问：这四种饮病，有什么区别呢？

老师回答：如果病人平素身体肥胖，患病后身体消瘦，水液在肠间流动，出现沥沥的响声，称为痰饮；

如果在水饮形成以后，饮邪流注于胁下，出现咳嗽、或吐痰时牵引胸胁疼痛的，称为悬饮；

如果水饮泛溢到四肢肌肉之间，应当随汗排出，如果不随汗出，反而出现身体疼痛沉重，称为溢饮；

如果出现咳嗽气逆而喘息，呼吸急迫而不能平卧，肢体轻度水肿的，称为支饮。

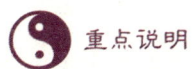 重点说明

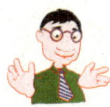 **此段说明四种饮病的症状:**

　　痰饮:由于脾气亏虚,运化不足,故水湿停聚成为水饮;饮邪流走停蓄于肠中,与气相争,故肠中沥沥有声。

　　悬饮:胁下为肝之居所,肝经循行经过胁而上注于肺,由于水饮停聚,流注于胁下,并循支脉上逆犯肺,导致肝气不升,肺气不降,故咳唾引痛。

　　溢饮:因"饮水流行,归于四肢"所引起,主要是因脾肺俱虚所致。脾主四肢,由于脾气亏虚,运化不足,故水饮流溢于四肢;肺主皮毛,由于肺失宣降,腠理开阖失司,致使外溢之水饮不能从汗孔而出,反而阻遏卫阳,故身体疼重。

　　支饮:由于水饮停聚胸膈,肺为水之上源,水饮导致肺气不降,故咳嗽气逆;由于心阳被逼,短气不能平卧,须倚床呼吸;气逆则水不降而外溢,故身体肿胀。

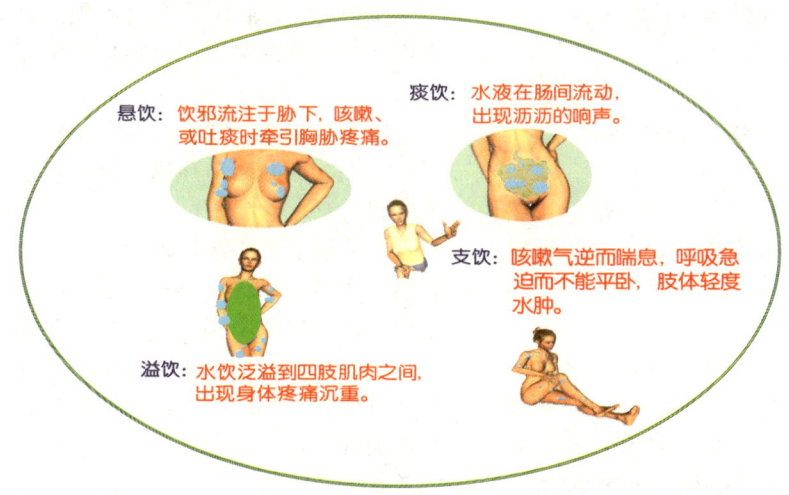

悬饮:饮邪流注于胁下,咳嗽、或吐痰时牵引胸胁疼痛。

痰饮:水液在肠间流动,出现沥沥的响声。

支饮:咳嗽气逆而喘息,呼吸急迫而不能平卧,肢体轻度水肿。

溢饮:水饮泛溢到四肢肌肉之间,出现身体疼痛沉重。

水在心，心下坚
筑，短气恶水，不欲
饮。

水在肺，吐涎沫，
欲饮水。

水在脾，少气身
重。

水在肝，胁下支
满，嚏而痛。

水在肾，心下悸。

夫心下有留饮，其
人背寒冷如掌大。

留饮者，胁下痛引
缺盆，咳嗽则辄已。

胸中有留饮，其
人短气而渴，四肢历节
痛，脉沉者，有留饮。

膈上病痰，满喘咳
吐，发则寒热，背痛腰
疼，目泣自出，其人振
振身眲剧，必有伏饮。

语译

如果水饮停滞在心，则会出现心下悸动，脘腹部痞满，呼吸气短，讨厌喝水，不想喝水。

如果水饮停留在肺，则会出现吐清稀痰涎，想要喝水。

如果水饮停滞在脾，则会出现气短乏力，身体沉重。

如果水饮停滞在肝，则会出现胁下支撑胀满，打喷嚏时容易牵引胸胁而疼痛。

如果水饮停滞在肾，则会出现心下悸动。

如果水饮留在心下脘腹部，则会出现背部寒冷，寒冷的部位大约有手掌般大小。

如果留饮在胁下，则会出现两胁下疼痛牵引到缺盆部位，咳嗽时疼痛加剧。

如果水饮留在胸中，则会出现短气和口渴，四肢关节疼痛，脉沉表示为留饮。

如果膈上有痰饮，则会出现胸部胀满、气喘、咳嗽、吐痰涎，病情发作时，会出现恶寒发热，腰背部疼痛，咳喘剧烈时甚至会两眼流泪，身体严重颤抖，不能坐立，这是因为有伏饮的缘故。

夫病人饮水多，必暴喘满。凡食少饮多，水停心下，甚者则悸，微者短气。脉双弦者寒也，皆大下后善虚；脉偏弦者饮也。

肺饮不弦，但苦喘短气。

支饮亦喘而不能卧，加短气，其脉平也。

病痰饮者，当以温药和之。

心下有痰饮，胸胁支满，目眩，苓桂术甘汤主之。

苓桂术甘汤方

茯苓四两　桂枝白术各三两　甘草二两

上四味，以水六升，煮取三升，分温三服，小便则利。

如果有伏饮的病人饮水过多，则会突发喘息胀满。

如果吃得少而饮水多，水液停于心下脘腹，严重的会导致水气凌心而心悸，轻微的则会出现呼吸气短。如果此时两手出现弦脉，则属于寒证，病因主要是因为泻下后导致里虚所致；如果只有一手出现弦脉，则表示饮邪停聚于身体的某处。

如果肺部有水饮停留而没有出现弦脉，则容易出现喘息，呼吸气短。

如果患支饮，也会出现气喘不能平卧，以及呼吸短促，但脉象平和。

患痰饮病，应当用温性的药物治疗。

心下有痰饮停留，阻碍气机的升降，导致浊阴不降，气机不利，故出现胸胁支撑胀满，头昏目眩，应当服用苓桂术甘汤治疗。

将以上4味药，用水6升，煮取3升，分3次温服。服药后小便则能通利。

 12-3

夫短气有微饮，
当从小便去之，苓桂术
甘汤主之。肾气丸亦主
之。

病者脉伏，其人欲
自利，利反快，虽利，
心下续坚满，此为留饮
欲去故也。甘遂半夏汤
主之。

甘遂半夏汤方
甘遂，大者三
枚 半夏十二枚 以
水一升煮取半升，去
滓 芍药五枚 甘草，
如指大一枚，炙
上四味，以水二
升，煮取半升，去滓，
以蜜半升，和药汁煎取
八合，顿服之。

脉浮而细滑，伤
饮。脉弦数，有寒饮，
冬夏难治。脉沉而弦
者，悬饮内痛。病悬饮
者，十枣汤主之。

十枣汤方
芫花，熬 甘遂
大戟各等份

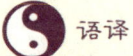 语译

如果有轻微的痰饮停滞，出现呼吸短促的，由于痰饮不甚严重，此时既不能发汗散饮，也不可攻下逐饮，应当用健脾利小便法，使水饮随小便排出，用苓桂术甘汤治疗。如果属于肾气不足的，应当用肾气丸温肾化气利小便。

病人出现沉伏的脉象，脉伏，表示痰饮阻遏血脉；患者能自行泻下，泻下后反而觉得舒畅，表示痰饮随着大便而去，气机得以舒展的缘故；但即使能泻利，心窝处依然痞坚胀满，这是表示留饮仍未尽去，应当用甘遂半夏汤治疗。

将以上4味药，用水2升，煮取半升，去药渣，用蜜半升，和药汁煎取8合，顿服。

脉象浮而细滑的，表示被水饮所伤。

脉象弦而数的，表示有寒饮，此病在冬夏时比较难以治疗。

脉象沉而弦的，表示水饮停留在胁下，称为悬饮，悬饮会引起胁下疼痛。患悬饮病的，应当服用十枣汤（攻逐水饮）治疗。

上三味，捣筛，以水一升五合，先煮肥大枣十枚，取九合，去滓，内药末。

强人服一钱匕，赢人服半钱，平旦温服之，不下者，明日更加半钱，得快下后，糜粥自养。

将以上3味药，捣细过筛，用水1升5合，先煮肥大枣10枚，取9合，去药渣，加入药末。

体质强壮的人服一钱匕，体质虚弱的人服半钱，清晨时温服1次。如果不能泻下的，第二天再加服半钱，如果泻下痛快的，再以糜粥调养。

重点说明

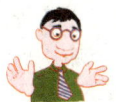

痰饮的治法：可以分为健脾与温肾二种治疗手段。

如果属脾气亏虚者，应用苓桂术甘汤治疗（健脾利小便法，使水饮随小便排出）。

如果属肾气不足者，应用肾气丸治疗（肾化气利小便）。

如果有轻微的饮邪停留，出现呼吸短促的，应当用健脾利小便法，使水饮随小便排出，用苓桂术甘汤治疗。

如果治疗后，心窝处依然痞坚胀满，表示仍有痰饮未除，应当用甘遂半夏汤治疗。

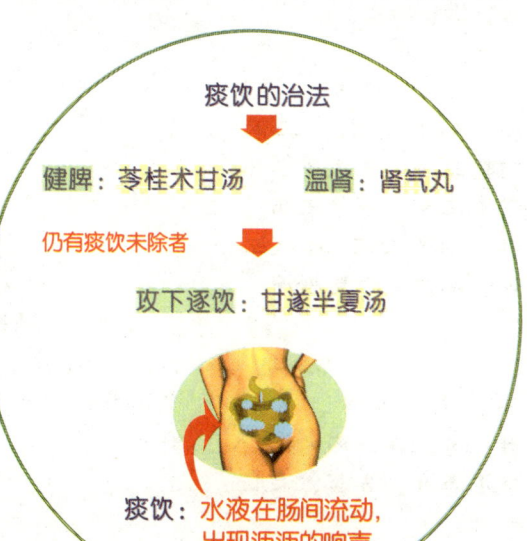

痰饮的治法

健脾：苓桂术甘汤　　温肾：肾气丸

仍有痰饮未除者

攻下逐饮：甘遂半夏汤

痰饮：水液在肠间流动，出现沥沥的响声。

149

病溢饮者，当发其汗，大青龙汤主之，小青龙汤亦主之。

大青龙汤方

麻黄六两，去节　桂枝二两，去皮　甘草二两，炙　杏仁四十个，去皮尖　生姜三两，切　大枣十二枚　石膏如鸡子大，碎

上七味，以水九升，先煮麻黄，减二升，去上沫，内诸药，煮取三升，去滓，温服一升，取微似汗，汗多者，温粉粉之。

小青龙汤方

麻黄去节，三两　芍药三两　五味子半升　干姜三两　甘草三两，炙　细辛三两　桂枝三两，去皮　半夏半斤，洗

上八味，以水一斗，先煮麻黄，减二升，去上沫，内诸药，煮取三升，去滓，温服一升。

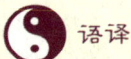

患溢饮病，应当用发汗法，以大青龙汤治疗；也可以用小青龙汤治疗。

将以上7味药，用水9升，先煮麻黄，煮取7升，去水面浮沫，加入其余药物，煮取3升，去药渣，温服1升，使身体微微出汗，如果汗出较多的，用温粉扑抹身体。

将以上8味药，用水1斗，先煮麻黄，煮取8升，去水面浮沫，加入其余诸药，煮取3升，去药渣，温服1升。

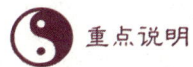

重点说明

再次说明：溢饮是由"饮水流行，归于四肢"所引起的，主要是因脾肺俱虚所致。

脾主四肢，由于脾气亏虚，运化不足，故水饮流溢于四肢；肺主皮毛，由于肺失宣降，腠理开阖失司，致使外溢之水饮不能从汗孔而出，反阻遏卫阳，故身体疼重。

此段说明溢饮的证治：大青龙汤与小青龙汤。

大青龙汤与小青龙汤皆可治疗溢饮证，但两者的用法差异在于：

大青龙汤（发汗散饮，兼清郁热）：适用于外感风寒较重且挟有里热。故方中重用麻黄六两，并用石膏清泄郁热。

小青龙汤（发汗解表，温化里饮）：适用于外感风寒较轻且痰饮较重。故方中只用麻黄三两配伍桂枝发汗解表；并用细辛、干姜、半夏温化寒饮。

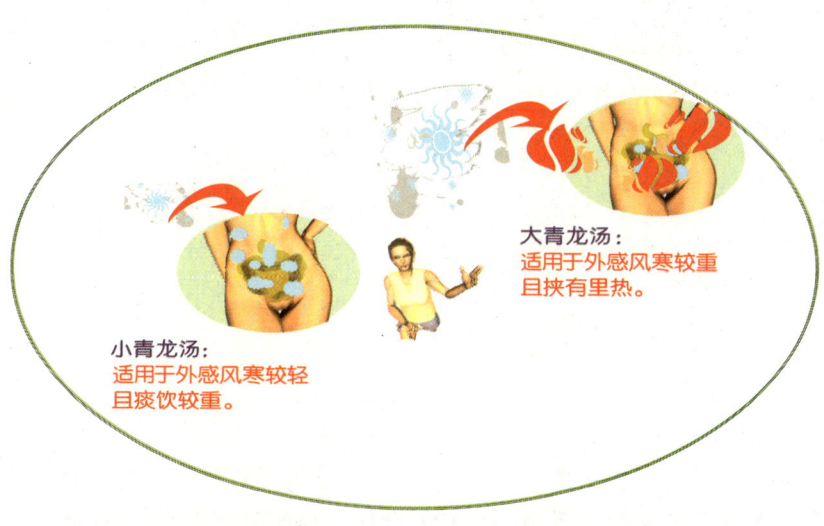

小青龙汤：
适用于外感风寒较轻且痰饮较重。

大青龙汤：
适用于外感风寒较重且挟有里热。

 12—5

 语译

膈间支饮，其人喘满，心下痞坚，面色黧黑，其脉沉紧，得之数十日，医吐下之不愈，木防己汤主之；

虚者即愈，实者三日复发，后与不愈者，宜木防己汤去石膏加茯苓芒硝汤主之。

如果支饮停留在膈间，阻遏气机，致使心阳不展，肺气不降，故气喘胸满，心下痞阻坚硬，面色黯黑，脉象沉紧；如果患病已有数十天，医生曾用吐法、攻下法却不能治愈的，必定会损伤正气。正气既虚，则饮邪更难去，此时应当服用木防己汤（补虚通阳，利水散结）治疗；

服药后，如果心下痞阻坚硬变软的，表示病情即将痊愈；如果心下仍然坚实痞阻的，通常在3天以后会再复发，应当加强消饮散结的药力，故应服用木防己汤去石膏加茯苓芒硝汤治疗。

木防己汤方
木防己三两　石膏十二枚，鸡子大　桂枝二两　人参四两
上四味，以水六升，煮取二升，分温再服。

将以上4味药，用水6升，煮取2升，分2次温服。

木防己去石膏加茯苓芒硝汤方
木防己　桂枝各二两　芒硝三合　人参茯苓各四两
上五味，以水六升，煮取二升，去滓，内芒硝，再微煎，分温再服，微利则愈。

将以上5味药，用水6升，除芒硝，将其余药煮取2升，去药渣，加入芒硝，再用微火煎煮，分2次温服，使微微泻下，则病情能痊愈。

心下有支饮，其人苦冒眩，泽泻汤主之。

泽泻汤方

泽泻五两　白术二两

上二味，以水二升，煮取一升，分温再服。

支饮胸满者，厚朴大黄汤主之。

厚朴大黄汤方

厚朴一尺　大黄六两　枳实四枚

上三味，以水五升，煮取二升，分温再服。

支饮不得息，葶苈大枣泻肺汤主之。

如果支饮停留在心下脘腹部，阻碍气机的升降，致使清阳不能上达头目，故头目昏眩；由于并未出现呼吸喘逆、倚息等症，表示尚属于支饮轻证，应当服用泽泻汤（祛饮健脾）治疗。

将以上2味药，用水2升，煮取1升，分2次温服。

由于支饮不仅导致肺失肃降，还会进而导致胃肠气机不通，成为水饮与邪热互相壅结，肺与胃腑皆病的支饮实证，故出现腹部胀满的，应用厚朴大黄汤（行气除满，清热除饮）。

将以上3味药，用水5升，煮取2升，分2次温服。

患支饮病，由于支饮导致肺气壅滞，不能宣降，故出现喘息、呼吸困难的，应当服用葶苈大枣泻肺汤治疗。

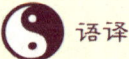

呕家本渴，渴者为欲解，今反不渴，心下有支饮故也。小半夏汤主之。

经常呕吐的病人，由于津液亏损不足，应该会口渴，口渴表示饮邪随呕吐而去、病情将要痊愈的征兆；如今反而口不渴，表示心下脘腹有支饮停留的缘故。应当服用小半夏汤治疗。

小半夏汤方
半夏一升　生姜半斤
上二味，以水七升，煮取一升半，分温再服。

将以上2味药，用水7升，煮取1.5升，分2次温服。

腹满，口舌干燥，此肠间有水气，己椒苈大黄丸主之。
己椒苈大黄丸方
防己　椒目　葶苈，熬　大黄各一两
上四味，末之，蜜丸如梧子大，先食饮，服一丸，日三服，稍增，口中有津液。渴者加芒硝半两。

如果水饮停聚于肠间，阻遏肠中气机，则腹满；如果水饮影响津液的敷布，则口舌干燥。本证属于饮结气郁化热，肠腑气机壅滞的实证，应当服用己椒苈大黄丸（攻逐水饮）治疗。

将以上4味药研细末，用蜜和丸如梧桐子大小，饭前饮服1丸，1日3次。病情稍微恢复后，则口中会有津液，如果仍然口渴的，可以加入芒硝半两。

卒呕吐，心下痞，膈间有水，眩悸者，小半夏加茯苓汤主之。

小半夏加茯苓汤方

半夏一升　生姜半斤　茯苓三两

上三味，以水七升，煮取一升五合，分温再服。

如果水饮停聚于胸膈间，导致气血壅滞，故心下痞；胃气升降失和，故突然呕吐；清阳不能上达，故目眩；水饮凌心，故心悸，应当服用小半夏加茯苓汤（和胃止呕，除饮降逆）治疗。

将以上3味药，用水7升，煮取1升5合，分2次温服。

假令瘦人，脐下有悸，吐涎沫而癫眩，此水也。五苓散主之。

五苓散方

泽泻一两一分　猪苓三分，去皮　茯苓三分　白术三分　桂枝二分，去皮

上五味，为末，白饮服方寸匕，日三服，多饮暖水，汗出愈。

如果身体消瘦的人，脐下出现悸动感，口吐涎沫而头晕目眩的，表示水饮停聚中、下二焦，导致清阳不能上达清空，浊阴不能从下窍外出，应当服用五苓散（行气利湿）治疗。

将以上5味药研细末，每次以米汤送服方寸匕，1日3次。应当多喝温水，使汗出则病情能痊愈。

13. 消渴小便利淋病脉证并治第十三

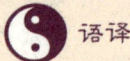

厥阴之为病，消渴，气上冲心，心中疼热，饥而不欲食，食即吐蛔，下之不肯止。

寸口脉浮而迟，浮即为虚，迟即为劳，虚则卫气不足，劳则营气竭。

趺阳脉浮而数，浮即为气，数即消谷而大坚，气盛则溲数，溲数即坚，坚数相搏，即为消渴。

男子消渴，小便反多，以饮一斗，小便一斗，肾气丸主之。

患厥阴病，症状表现为：口渴而饮水不停，气逆向上冲心，心中疼痛灼热，感觉饥饿却又不想进食，食后又吐出，如果误用下法治疗，就会导致腹泻不止。

如果寸口部出现浮迟的脉象，浮脉表示为虚证，迟脉表示为虚劳证，虚属于卫气不足，劳则属于营气衰竭。

如果趺阳脉出现浮数的脉象，浮脉表示为胃中邪气充盛，数脉表示为胃热，胃热则消谷善饥而大便坚硬，胃中邪气充盛，则水湿渗于膀胱而小便频数，小便频数则大便更为坚硬，小便频数与大便坚硬同时出现，就属于消渴病。

男子患消渴病，由于肾气衰微，不能蒸腾化气以摄水，水尽趋于下，因此小便反而增多，喝水1斗，也小便1斗，应当服用肾气丸（温里助阳）治疗。

 重点说明

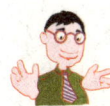 **趺阳脉：三部九候诊法之一。趺阳脉位于足背前动脉，属于足阳明胃经，可以候脾胃。**

趺阳脉出现浮数脉，表示脾胃热盛；

由于邪热导致脾运化失司，致使津液不能输布而偏渗于膀胱，故小便频数；

小便频数导致津液枯干，故大便更为坚硬。

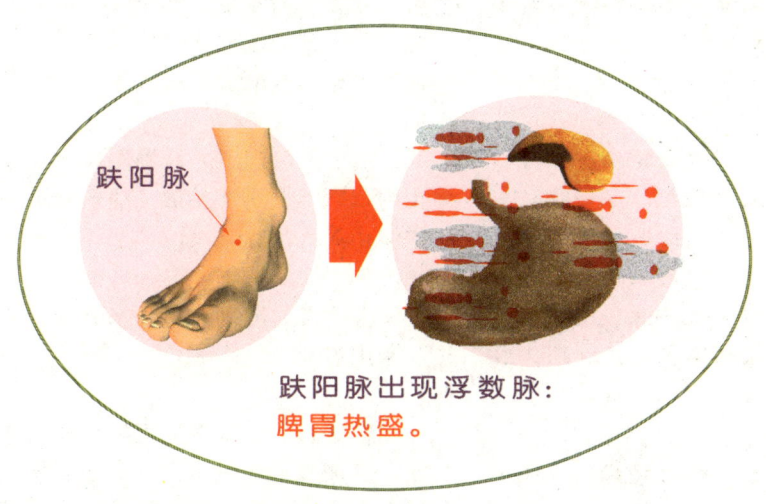

趺阳脉

趺阳脉出现浮数脉：
脾胃热盛。

 13-2

脉浮，小便不利，微热消渴者，宜利小便，发汗，五苓散主之。

渴欲饮水，水入则吐者，名曰水逆，五苓散主之。

渴欲饮水不止者，文蛤散主之。
文蛤散方
文蛤五两
上一味，杵为散，以沸汤五合，和服方寸匕。

淋之为病，小便如粟状，小腹弦急，痛引脐中。

趺阳脉数，胃中有热，即消谷引食，大便必坚，小便即数。
淋家不可发汗，发汗则必便血。

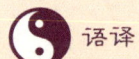 语译

出现脉浮，轻度发热，表示表邪未尽；小便不通利，表示膀胱气化功能失司；极度口渴的，表示津液不能正常输布，由于表里同病，故应当用利小便与发汗法，以五苓散（通阳解表，健脾利水）治疗。

口渴想要喝水，是因膀胱气化失司，导致津液不能上输所致；由于水湿停滞于胃，因而饮入后又吐出的，称为水逆证，应当服用五苓散治疗。

由于里热未消，口渴而饮水不停止的，应当服用文蛤散（清热润下，生津止渴）治疗。

将药捣为散剂，用开水五合，调和服用方寸匕。

患淋病，症状表现为：小便不通畅，排尿频数而量少，且有如粟状般的东西点滴而出，小腹拘急紧张，疼痛牵引到脐中。

趺阳脉出现数脉，胃中有邪热，则会出现消谷善饥，大便必定坚硬，小便必定次数增多。

患淋病，不可妄用发汗法，否则，就会出现尿血的症状。

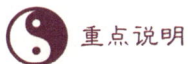 重点说明

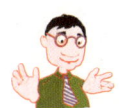 　　此段说明消渴病的证治：**五苓散**（通阳解表，健脾利水）
五苓散兼能利小便与发汗。

　　猪苓、泽泻：利湿除饮；
茯苓、白术：健脾利湿；
桂枝：通阳化气，协助利水。

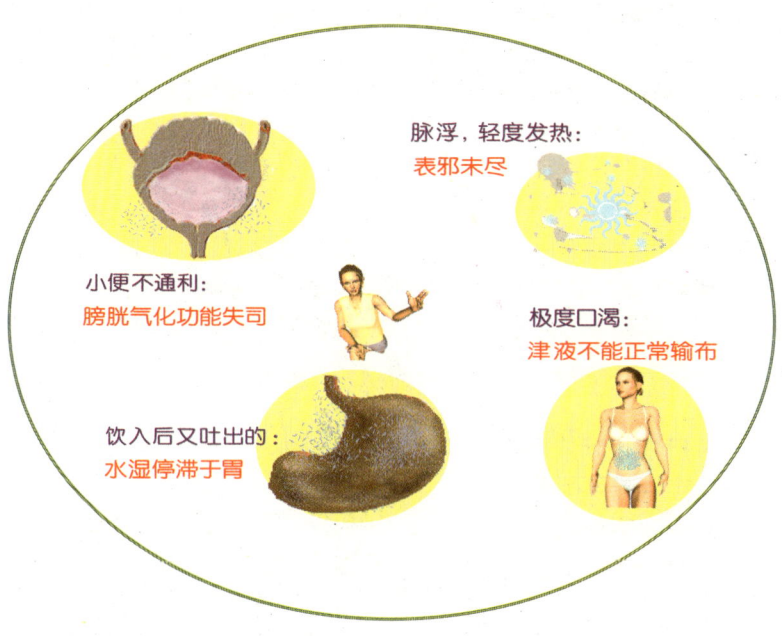

脉浮，轻度发热：
表邪未尽

小便不通利：
膀胱气化功能失司

极度口渴：
津液不能正常输布

饮入后又吐出的：
水湿停滞于胃

小便不利者，有水气，其人苦渴，栝蒌瞿麦丸主之。

栝蒌瞿麦丸方

栝蒌根二两　茯苓　薯蓣各三两　附子一枚，炮　瞿麦一两

上五味，末之，炼蜜丸梧子大，饮服三丸，日三服，不知，增至七八丸，以小便利，腹中温为知。

小便不利，蒲灰散主之，滑石白鱼散、茯苓戎盐汤并主之。

蒲灰散方

蒲灰七分　滑石三分

上二味，杵为散，饮服方寸匕，日三服。

滑石白鱼散方

滑石二分　乱发二分，烧　白鱼二分

上三味，杵为散，饮服方寸匕，日三服。

茯苓戎盐汤方

茯苓半斤　白术二两　戎盐弹丸大一枚

上三味……

由于肾阳亏虚不足，膀胱气化失司，故小便不通利；由于水饮停滞于内，津液不能上承，上焦反而生燥热，故十分口渴，应当用栝蒌瞿麦丸（润燥生津，温阳利水）治疗。

将以上5味药研细末，炼蜜做成丸如梧桐子大小，每次用开水送服3丸，1日3次。如果无效，将药量增到7～8丸，直到小便通利，肚中温暖为止。

如果由湿热蕴结，膀胱气化不行所引起的小便不通利，可以用蒲灰散（凉血化淤）治疗，或用滑石白鱼散（清热利湿）、茯苓戎盐汤（健脾利湿）治疗。

蒲灰散
以上2味药，捣为散剂，每次用开水送服方寸匕，1日3次。

滑石白鱼散
以上3味药，捣为散剂，每次用开水送服方寸匕，1日3次。

茯苓戎盐汤
以上3味药，……。

渴欲饮水，口干舌燥者，白虎加人参汤主之。

由于邪热壅滞于内，胃腑实热炽盛，邪热耗伤津液，因而口渴想要喝水，口干舌燥的，应当服用白虎加人参汤（益气生津，清热止渴）治疗。

脉浮发热，渴欲饮水，小便不利者，猪苓汤主之。

出现浮脉、发热，并不是表邪未解，而是由于里热蒸灼于内所致，故口渴想要喝水；由于水湿与邪热壅结，导致膀胱气化不行，故小便不通利的，应当服用猪苓汤（滋阴润燥，利水除热）治疗。

猪苓汤方
猪苓，去皮　茯苓
阿胶　滑石　泽泻各一两
上五味，以水四升，先煮四味，取二升，去滓，内胶烊消，温服七合，日三服。

将以上5味药，用水4升，先煮猪苓、茯苓、滑石、泽泻4味药，取2升，去药渣，再加入阿胶烊化，每次温服7合，1日3次。

14. 水气病脉证并治第十四

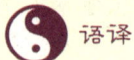

师曰：病有风水，有皮水，有正水，有石水，有黄汗。风水其脉自浮，外证骨节疼痛，恶风；皮水其脉亦浮，外证胕肿，按之没指，不恶风，其腹如鼓，不渴，当发其汗。正水其脉沉迟，外证自喘；石水其脉自沉，外证腹满不喘；黄汗其脉沉迟，身发热，胸满，四肢头面肿，久不愈，必致痈脓。

脉浮而洪，浮则为风，洪则为气，风气相搏，风强则为瘾疹，身体为痒，痒为泄风，久为痂癞；气强则为水，难以俯仰。风气相击，身体洪肿，汗出乃愈。恶风则虚，此为风水；不恶风者，小便通利，上焦有寒，其口多涎，此为黄汗。

老师说：水气病可以分为风水、皮水、正水、石水、黄汗等五种。

风水病的脉象浮，外证表现为全身骨节疼痛而怕风；

皮水病的脉象亦浮，外证表现为身体浮肿，用手按压皮肤凹陷不起，不怕风，腹部胀大如鼓，口不渴，应当用发汗法治疗；正水的脉象沉迟，外证表现为气喘；

石水的脉象沉，外证表现为腹部胀满但不喘；

黄汗病的脉象沉迟，身体发热，胸部胀满，四肢皮肤与头面浮肿，如果久病不愈，必定会导致痈脓。

出现浮洪的脉象，浮脉表示为感受风邪，洪脉表示为水气充盛，风邪与水气相互搏击；如果风邪胜于水气，就会出现瘾疹，身体发痒，痒是风邪外透的表现，称为泄风，如果久病不愈，则会形成痂癞；如果水气胜于风邪，就会形成水气病，出现身体俯仰困难。风邪与水气互相搏击，就会出现全身浮肿，此时可以用发汗法治疗。

162

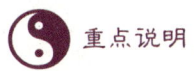 重点说明

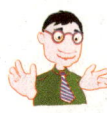 **此段说明水气病分为风水、皮水、正水、石水、黄汗五类。水气病的形成，主要为肺失宣降，脾失运化，肾失开合，以及三焦失于输布。**

风水：风邪侵袭肌表，导致肺气之通调水道功能失司，以致水湿停聚，泛溢于肌表而引起。

风邪犯表，水湿溢于肌表属于邪气在表，故出现浮脉。

水湿阻滞肌表，导致关节气机痹阻不通，故骨节疼痛；

风为阳邪，其性轻扬上浮，故头面浮肿，咽痛。

皮水：皮水并非外邪所引起，故不恶风，亦无表证。

皮水主要为肺与脾的功能失常，导致水湿停滞于肌肤，故脉浮。

由于水湿之邪在表，尚未入里而化热，故口不渴。

由于水湿停滞于四肢之间，故而周身浮肿，按之凹陷。

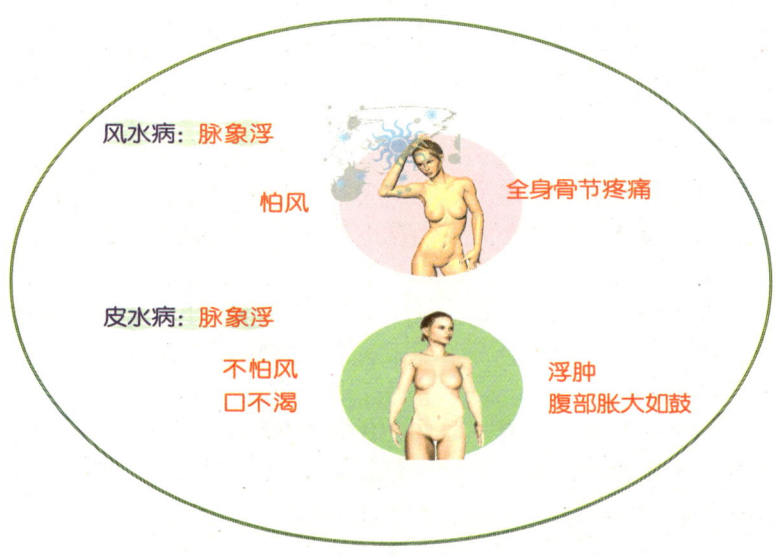

寸口脉沉滑者，中有水气，面目肿大，有热，名曰风水。视人之目窠上微拥，如蚕新卧起状，其颈脉动，时时咳，按其手足上，陷而不起者，风水。

太阳病，脉浮而紧，法当骨节疼痛，反不疼，身体反重而酸，其人不渴，汗出即愈，此为风水。恶寒者，此为极虚，发汗得之。

渴而不恶寒者，此为皮水。身肿而冷，状如周痹。胸中窒，不能食，反聚痛，暮躁不得眠，此为黄汗，痛在骨节。

咳而喘，不渴者，此为脾胀，其状如肿，发汗即愈。

然诸病此者，渴而下利，小便数者，皆不可发汗。

怕风表示卫气亏虚，属于风水病；不怕风，小便通利的，表示上焦有寒，口中涎沫多，属于黄汗病。

寸口部出现沉滑的脉象，表示体内有水气，面目浮肿，发热，称为风水；病人的双眼睑出现微肿，像是睡眠后刚醒的一般，颈部的脉管跳动，时常咳嗽，用手按压其手脚的皮肤则凹陷不起，属于风水病。

患太阳病，出现浮紧的脉象，理应兼有骨节疼痛，如今反而不痛，身体又反而沉重而酸，口不渴，如果出汗后则病可以好转，这属于风水病。如果出现怕冷的症状，这是因为身体极度虚弱时，又因误汗损伤卫阳的缘故。

口渴而不怕冷的，属于皮水病。

全身浮肿而又怕冷的，症状类似于周痹病，症状表现为胸中憋闷，不能进食，骨节疼痛，傍晚时烦躁不安，不能入眠，属于黄汗病。

咳嗽而又气喘，口不渴的，属于脾胀病。症状类似于水肿病，用发汗法治疗则可以痊愈。

治疗这些患水气病的人，不论是口渴而腹泻，或是小便次数较多的，都不可以用发汗法治疗。

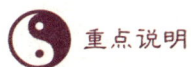 重点说明

正水：并不是外邪所引起，而是因肾阳不足，难以蒸化津液，以致水湿内停，故脉沉迟。

肺主肃降，肾主纳气，肾病则肺气不能正常肃降，水寒之气循着经脉上犯于肺，导致肺气不利而上逆，故自喘。

石水：石水也是因肾阳不足所引起。由于水湿寒邪更为充盛而停聚在脐间，小腹肿大硬如石，故称为石水。由于水湿寒邪凝结于下焦，导致气血壅滞难行，影响肝经调达气机的正常功能，故胁下胀痛；如果肝肾有病而累及于脾则腹满，如果肺末受累则不喘。

黄汗：因周身出汗色黄，故称为"黄汗"。脾之本色为黄色，故黄汗的病兆在脾。因水湿停滞于脾，导致气机不畅，故脉沉迟；

由于水湿阻遏肌表气机，营卫之气被郁而难出，故发热；

由于水湿阻遏胸阳，故胸满；

水湿溢于肌表，故四肢头面肿。

如果患黄汗病日久不愈，湿久则化热，湿热与气血相搏，则会导致血败肉腐，因而形成痈脓。

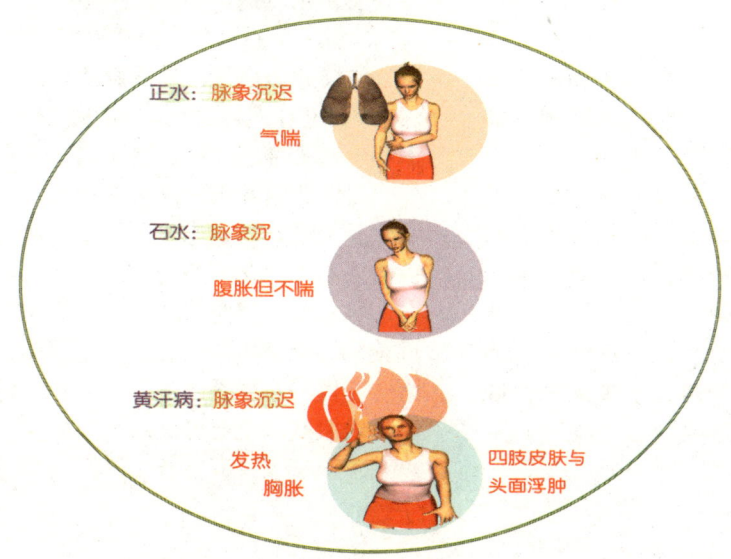

正水：脉象沉迟
气喘

石水：脉象沉
腹胀但不喘

黄汗病：脉象沉迟
发热
胸胀
四肢皮肤与头面浮肿

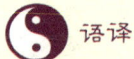

里水者，一身面目黄肿，其脉沉，小便不利，故令病水。假如小便自利，此亡津液，故今渴也。越婢加术汤主之。方见下。

跌阳脉当伏，今反紧，本自有寒，疝瘕，腹中痛，医反下之，下之即胸满短气。

跌阳脉当伏，今反数，本自有热，消谷，小便数，今反不利，此欲作水。

寸口脉浮而迟，浮脉则热，迟脉则潜，热潜相搏，名曰沉。

跌阳脉浮而数，浮脉即热，数脉即止，热止相搏，名曰伏。沉伏相搏，名曰水。沉则络脉虚，伏则小便难，虚难相搏，水走皮肤，即为水矣。

患皮水病，面目与全身都浮肿，脉象沉，小便不通利，导致水湿滞留因而形成水气病。如果小便通利，则是因水去而津液受损，因此出现口渴的症状，应当服用越婢加术汤治疗。

跌阳脉象应当出现伏脉，如今反而出现紧脉，这是因为体内有寒邪壅聚的缘故，例如寒邪、疝瘕、腹中痛等病，医生却误用下法，攻下后立即感到胸部胀满，呼吸气短。

跌阳脉的脉象应当出现伏脉，如今反而出现数脉，因为体内有热邪壅聚的缘故，因此食物消化很快，小便频数；如果小便反而不通利的，表示将要发生水气病。

如果寸口出现浮迟的脉象，浮脉表示为邪热，迟脉表示为潜藏，热与潜相合，称为沉。

如果跌阳脉出现浮数的脉象，浮脉表示为邪热，数脉表示为水谷精微停滞而不能运化，热与壅滞之水谷相合，称为伏；沉与伏相合，称为水；沉表示络脉空虚，伏表示小便困难，络脉空虚与小便困难相合，以致水邪泛溢于肌肤，就会形成水气病。

寸口脉弦而紧，弦则卫气不行，即恶寒，水不沾流，走于肠间。

少阴脉紧而沉，紧则为痛，沉则为水，小便即难。

脉得诸沉，当责有水，身体肿重。水病脉出者，死。

夫水病人，目下有卧蚕，面目鲜泽，脉伏，其人消渴。病水腹大，小便不利，其脉沉绝者；有水，可下之。

问曰：病下利后，渴饮水，小便不利，腹满因肿者，何也？

答曰：此法当病水，若小便自利及汗出者，自当愈。

如果寸口部出现弦紧的脉象，弦脉表示为卫气运行不畅，因此怕冷，水液不能正常运行，而下注于肠间。

如果少阴部出现紧沉的脉象，紧脉表示为痛证，沉脉表示为有水，因此小便困难。

出现沉脉的，应当兼有水气，以及身体肿胀而沉重，如果患水病而脉象暴出无根的，属于死证。

患水气病，眼胞出现浮肿，好像蚕卧在上面一样，脸面与双眼光亮润泽，脉伏，表示属于容易口渴，饮水很多的消渴病。如果腹部肿大，小便不通利，脉象沉绝的，表示内里有水气停聚，可以用攻下法治疗。

有人问：患腹泻后，出现口渴饮水，小便不通利，腹部胀满而阴部水肿的，这是什么原因呢？

老师回答：按道理应当要出现水气病；如果小便通畅，兼有出汗的，则病情会自行痊愈。

 14-4

心水者，其身重而少气，不得卧，烦而躁，其人阴肿。

肝水者，其腹大，不能自转侧，胁下腹痛，时时津液微生，小便续通。

肺水者，其身肿，小便难，时时鸭溏。

脾水者，其腹大，四肢苦重，津液不生，但苦少气，小便难。

肾水者，其腹大，脐肿腰痛，不得溺，阴下湿如牛鼻上汗，其足逆冷，面反瘦。

师曰：诸有水者，腰以下肿，当利小便；腰以上肿，当发汗乃愈。

师曰：寸口脉沉而迟，沉则为水，迟则为寒，寒水相搏，趺阳脉伏，水谷不化，脾气衰则骛溏，胃气衰则身肿。

 语译

患心水病，会出现身体沉重，呼吸少气，不能平卧，心烦躁动不安，前阴部肿胀等症状。

患肝水病，会出现肚腹肿大，不能自由转动，胁下与腹部疼痛，口中常常出现少许的津液，小便时通时闭等症状。

患肺水病，会出现身体浮肿，小便困难，大便时常溏泻如同鸭粪一般等症状。

患脾水病，会出现腹部胀大，四肢沉重，口中没有津液，少气，小便艰难等症状。

患肾水病，会出现腹部肿大，肚脐肿胀，腰痛，小便不通畅，阴部潮湿如同牛鼻上湿汗一般，两脚逆冷，面部反而消瘦等症状。

老师说：治疗水肿病，对于腰部以下浮肿的，应当用利小便法治疗；对于腰部以上浮肿的，应当用发汗法治疗，病就会好。

老师说：如果寸口部出现沉迟的脉象，沉脉表示为有水，迟脉表示为有寒，寒与水相互搏结为害，如果趺阳脉出现伏脉，表示饮食不能消化，脾气虚衰则出现大便溏泻，胃气虚衰则出现身体浮肿。

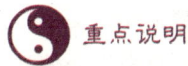 重点说明

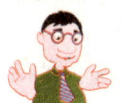 **心水：因心阳(气)虚，水气凌心所引起的水肿病。**

身重：由于水湿停滞于内所致。

少气：由于心阳(气)虚，气机运行不畅所致；

不得卧：心阳(气)虚，水气上凌，卧则更逆，故不得卧；

烦躁：由于水湿导致心阳被遏，故心烦躁扰不安；

阴肿：厥阴肝脉循阴器，心包络经亦属于厥阴之脏，水气停滞于心包而循经至阴器，故阴肿。

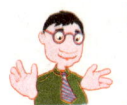 **肝水：肝病失其疏泄，水湿侵犯于肝所引起的水肿病。**

腹大、不能自转侧：肝病乘脾，导致脾失运化，水湿停滞于腹。

胁下与腹皆痛：肝脉自少腹上行循胁肋，由于水湿停滞于腹，导致肝气闭阻不通，故胁下与腹皆痛。

时时津液微生，小便续通：肝失疏泄，导致三焦之气不畅，膀胱气化失常，以致津液不能正常输布，故尿形成的不多，小便量少。

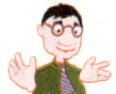 **肺水：因肺气虚弱，水湿侵犯于肺所引起的水肿病。**

身肿，小便不利：肺虚不能通调水道，膀胱气化失常，故津液停聚、小便量少。

大便溏泄：肺与大肠相表里，肺虚则导致大肠传导功能异常，水走肠间，故水粪混杂而下。

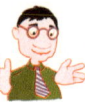 **脾水：因脾阳虚弱，水湿侵犯于脾所引起的水肿病。**

腹大：脾虚，不能转输其津液，故水湿内生而停滞于脘腹。

四肢苦重：脾主四肢，水湿停滞于脘腹，气血难以输布至四肢所致。

少气：脾气虚弱，不足以化生气血。

小便难：水湿停滞于内，津液难以下行所致。

肾水：因肾阳不足，水湿侵犯于肾所引起的水肿病。

肾阳虚弱，不能化气行水，水湿停滞于脘腹，故腹大脐肿；水湿阻遏肾气，络脉不通，故腰痛。肾与膀胱相表里，肾病则膀胱气化不利，故小便解量少不得溺。肾开窍于二阴，水气下注于前阴，故外阴潮湿，犹如牛鼻上出汗。肾阳虚弱，导致脏腑失养，故双足逆冷；精气不足以上布于面，故面反瘦。

 14—5

少阳脉卑，少阴脉细，男子则小便不利，妇人则经水不通，经为血，血不利则为水，名曰血分。

问曰：病有血分水分，何也？

师曰：经水前断，后病水，名曰血分，此病难治；先病水，后经水断，名曰水分，此病乃治。何以故？

 语译

如果少阳脉出现沉弱的脉象，（少阳脉指耳门微前上方部位之脉，脉卑指按之沉而弱，表示营血不足），少阴脉出现细脉，在男子就会出现小便不通利，在妇人就会出现经水不通，月经的来源为血，因此经血不通就会形成水气病，称为血分。

有人问：病证有血分与水分的区别，这是什么原因？

老师回答：如果月经先断绝，然后才患水肿病，这是由于淤血阻滞水道所致，称为血分，这种病很难治疗；如果患水肿病，然后才月经断绝，这是由于水液阻滞血道所致，称为水分，这种病容易治愈。这是什么原因？

去水，其经自下。

问曰：病者苦水，面目身体四肢皆肿，小便不利，脉之不言水，反言胸中痛，气上冲咽，状如炙肉，当微咳喘。审如师言，其脉何类？

师曰：寸口脉沉而紧，沉为水，紧为寒，沉紧相搏，结在关元，始时尚微，年盛不觉。阳衰之后，营卫相干，阳损阴盛，结寒微动，肾气上冲，喉咽塞噎，胁下急痛。

医以为留饮而大下之，气击不去，其病不除，后重吐之，胃家虚烦，咽燥欲饮水，小便不利，水谷不化，面目手足浮肿。

又与葶苈丸下水，当时如小差，食饮过度，肿复如前，胸胁苦痛，象若奔豚，其水扬溢，则浮咳喘逆。当先攻击冲气，令止，乃治咳，咳止，其喘自差。先治新病，病当在后。

只要先消退水肿，则月经自然通畅。

有人问：患水气病人，面目与身体四肢都浮肿，小便不通畅，诊脉时认为此证并不是水气病，病人反而提到会有胸中疼痛，气逆上冲到咽部，咽中好像有块肉梗塞一般，并且还会轻微咳嗽气喘。如果根据老师的看法，此证的脉象应当如何？

老师回答：如果寸口部出现沉紧的脉象，脉沉表示为有水，脉紧表示为有寒，沉紧相合，寒水交结，积聚于下焦关元，由于初病时比较轻微，由于年轻气盛，并不会感觉异样；等到年老体弱时，由于营卫不调，阳虚而阴盛，导致阴寒内盛，下焦的寒水随着肾气上冲，以致引起咽喉部梗塞，胁下拘急疼痛。

医生误认为是留饮，使用大量泻下药来攻下，但气逆依旧不降，寒水依旧不去，医生又再用吐法，损伤胃气，导致胃气亏虚而烦闷，咽喉干燥想喝水，小便不通利，饮食不消化，水谷精微不能运化，因此面目与手脚浮肿。

医生又用葶苈丸泻水，起初水肿虽然可以稍为消退，但如果稍有不慎，食饮过度，浮肿又恢复与以前一样，兼有胸胁部苦于疼痛，症状如同奔豚病发作一般，水气随着逆气上迫于肺，则出现咳嗽、气喘。治疗时，应当先降其冲逆之气，等待冲气平息后，再治咳嗽，咳嗽停止，则喘息自然痊愈。必须先治冲气、咳嗽、气喘等新病，然后再治水气旧病。

 14-6

风水，脉浮身重，汗出恶风者，防己黄芪汤主之，腹痛者加芍药。

防己黄芪汤方　方见湿病中。

风水，恶风，一身悉肿，脉浮不渴，续自汗出，无大热，越婢汤主之。

越婢汤方

麻黄六两　石膏半斤　生姜三两　甘草二两　大枣十五枚

上五味，以水六升，先煮麻黄，去上沫，内诸药，煮取三升，分温三服。恶风者，加附子一枚，炮。风水，加白术四两。

皮水为病，四肢肿，水气在皮肤中，四肢聂聂动者，防己茯苓汤主之。

防己茯苓汤方

防己三两　黄芪三两　桂枝三两　茯苓六两　甘草二两

上五味，以水六升，煮取二升，分温三服。

患风水病，由于水湿在表，故脉浮；由于水湿溢于肌肤，故身体沉重；由于气虚不能固表，故汗出怕风，应当服用防己黄芪汤（益气固表，祛风利水）治疗。

患风水病，由于风邪侵犯肌表，肺气不宣，故怕风、脉象浮；肺之通调水道功能失司，津液停聚泛溢于肌表，故全身浮肿；风邪在表，里无大热，故口不渴、全身没有大热；风为阳邪，风水搏结于表，郁而化热，故不断地自汗而出，应当服用越婢汤（发汗、利湿、清热）治疗。

将以上5味药，用水6升，先煮麻黄，去水面浮沫，加入其余药物，煮取3升，分3次温服。

怕风的，加入附子一枚(炮)

风水病，可加白术四两。

患皮水病，四肢浮肿，这是由于水气流溢在皮肤中，故四肢肌肉轻微跳动，应当服用防己茯苓汤（通阳益气，分消水湿）治疗。

将以上5味药，用水6升，煮取2升，分3次温服。

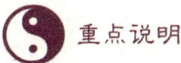 重点说明

风水：风邪侵袭肌表，导致肺气之通调水道功能失司，故水湿停聚，泛溢于肌表所引起。

皮水：皮水并非外邪所致，主要为肺与脾的功能失常，以致水湿停滞于肌肤所引起。

防己黄芪汤：益气固表，利水除湿，治疗风水（浮肿，水势较轻）。

越婢汤：发汗、利湿、清热，治疗风水（全身浮肿，水势较重）。

防己茯苓汤：通阳益气，分消水湿，治疗皮水（四肢浮肿，四肢肌肉轻微跳动，水势较甚）。

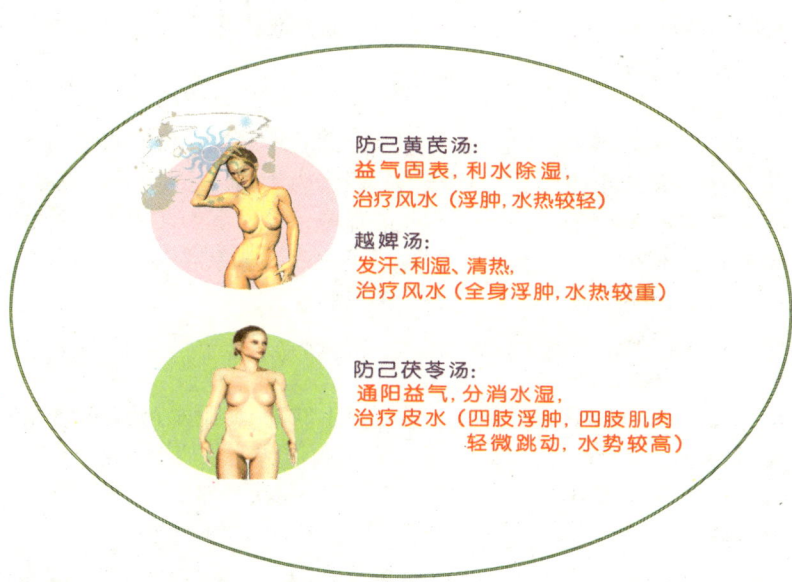

防己黄芪汤：
益气固表，利水除湿，
治疗风水（浮肿，水热较轻）
越婢汤：
发汗、利湿、清热，
治疗风水（全身浮肿，水热较重）

防己茯苓汤：
通阳益气，分消水湿，
治疗皮水（四肢浮肿，四肢肌肉
轻微跳动，水势较高）

 14-7

里水，越婢加术汤主之，甘草麻黄汤亦主之。

越婢加术汤方
于内加白术四两。

甘草麻黄汤方

甘草二两　麻黄四两

上二味，以水五升，先煮麻黄，去上沫，内甘草，煮取三升，温服一升，重复汗出，不汗，再服，慎风寒。

水之为病，其脉沉小，属少阴。浮者为风；无水虚胀者，为气。水，发其汗即已。脉沉者宜麻黄附子汤；浮者宜杏子汤。

麻黄附子汤方

麻黄三两　甘草二两　附子一枚，炮

上三味，以水七升，先煮麻黄，去上沫，内诸药，煮取二升半，温服八分，日三服。

杏子汤方

未见。恐是麻黄杏仁甘草石膏汤。

厥而皮水者，蒲灰散主之。

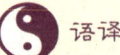 语译

患皮水病，表实无汗且兼夹杂里热者，应当服用越婢加术汤（利湿使水从下而去）治疗。如果无热者，可以用甘草麻黄汤（发汗使水从肌表而去）治疗。

将以上2味药，用水5升，先煮麻黄，去水面浮沫，加入甘草，煮取3升，每次温服1升，盖厚被，使身体出汗，如果不出汗的，必须再服1次。应当避免感受风寒。

患水气病，脉象沉小的，属于少阴。脉浮的表示为风；没有水气而虚胀的，表示为气病。患水气病，发汗后就能痊愈。脉象沉的，应当服用麻黄附子汤治疗；脉象浮的，应当服用杏子汤治疗。

将以上3味药，用水7升，先煮麻黄，去水面浮沫，加入其余2味药，煮取2.5升，每次温服8分，1日3次。

患皮水病，如果湿热炽盛，阻遏气机，阳气不能布达于四肢，故出现四肢逆冷，应当服用蒲灰散（清除湿热，利水通阳）治疗。

174

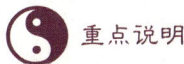

重点说明

此段说明根据脉象的沉、浮，可以判断是为正水或为风水。

如果脉象沉小，表示为肾阳不足，肾之蒸腾功能失司，导致水湿停滞而水肿，此属于正水，应当用麻黄附子汤发汗、温阳、利水。

如果脉象浮，表示为外感风邪，致使肺气不利，肺之通调水道功能失司，导致水湿停滞而水肿，此属于风水，应当用杏子汤发汗、宣肺、利水。

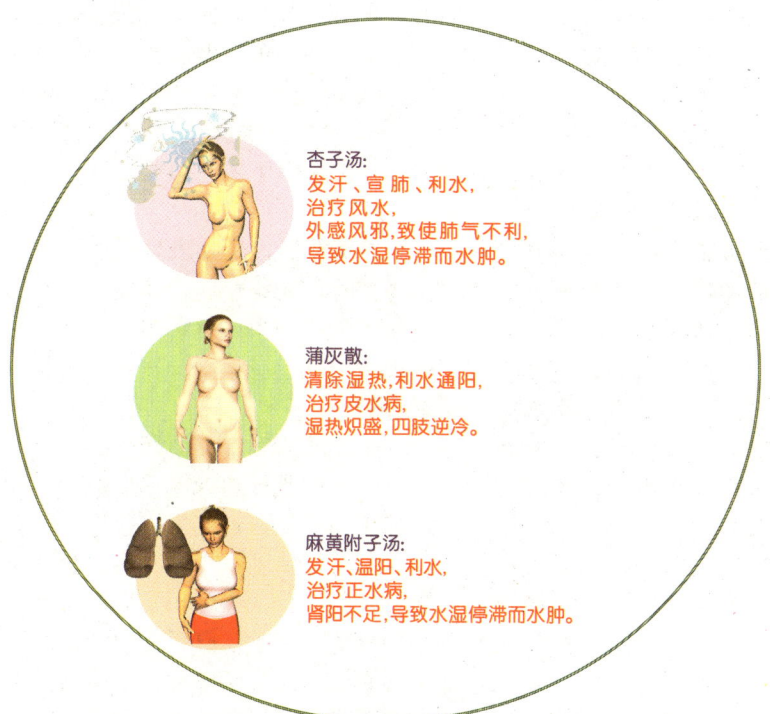

杏子汤：
发汗、宣肺、利水，
治疗风水，
外感风邪,致使肺气不利,
导致水湿停滞而水肿。

蒲灰散：
清除湿热,利水通阳,
治疗皮水病,
湿热炽盛,四肢逆冷。

麻黄附子汤：
发汗、温阳、利水,
治疗正水病,
肾阳不足,导致水湿停滞而水肿。

 14-8

问曰：黄汗之为病，身体肿。发热汗出而渴，状如风水，汗沾衣，色正黄如柏汁，脉自沉，何从得之？

师曰：以汗出入水中浴，水从汗孔入得之，宜黄芪芍桂酒汤主之。

黄芪芍桂酒汤方

黄芪五两　芍药三两　桂枝三两

上三味，以苦酒一升，水七升，相和，煮取三升，温服一升，当心烦，服至六七日乃解。若心烦不止者，以苦酒阻故也。

黄汗之病，两胫自冷，假令发热，此属历节。食已汗出，又身常暮卧盗汗出者，此劳气也。

若汗出已反发热者，久久其身必甲错；发热不止者，必生恶疮。

若身重汗出已，辄轻者，久久必身瞤，瞤即胸中痛，又从腰以上必汗出，下无汗，腰

 语译

有人问：患黄汗，出现身体浮肿，发热汗出而口渴，症状类似于风水病，汗出沾衣，颜色黄如同柏汁一般，脉象沉，这是如何患得的呢？

老师回答：这是由于出汗后，又浸入水中洗浴，水湿从汗孔渗入肌肤所致，应当服用黄芪芍桂酒汤治疗。

将以上3味药，用苦酒1升，水7升，混合后煮取3升，每次温服1升，应该会出现心烦，但服药到6～7天以后，病情就会好转。如果心烦不停止的，是因为苦酒味酸收敛，服用过度，导致湿阻于内，因此心烦。

患黄汗病，症状表现为：两小腿应当寒冷，如果小腿反而发热，则属于病节病。如果进食后出汗，又经常在晚上睡眠时身体出汗较多的，属于虚劳病。

如果汗出后，反而发热的，日久则身上肌肤粗糙得像鳞甲一般，长期发热不止的，一定会形成恶疮。

如果身体沉重，出汗后，身体感到轻松的，日久必然出现肌肉瞤动，胸中疼痛，并且从腰以上出汗，腰以下没有汗，腰髋部胀痛，好像有虫在皮肤里面爬行一样；严重的不能吃东西，身体疼痛沉重，烦躁，小便不通畅，属于黄汗病，应当服用桂枝加黄芪汤（调和营卫，补益阳气）治疗。

 重点说明

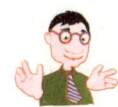 **黄汗病的病机：**

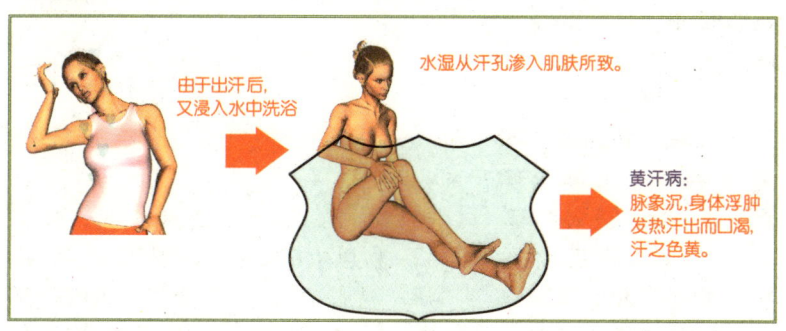

由于出汗后，又浸入水中洗浴

水湿从汗孔渗入肌肤所致。

黄汗病：
脉象沉，身体浮肿发热汗出而口渴，汗之色黄。

此段说明黄汗病的证治：桂枝加黄芪汤（调和营卫，补益阳气）

汗出过多，导致营阴外泄，致使肌肤失其濡润而粗糙，故皮肤枯燥如鱼鳞甲错；

如果筋脉失其濡润，则周身肌肉瞤动；

如果里热不退，导致气血运行不畅，淤血与邪热搏结则形成恶疮；

湿热导致胸阳痹阻，气机阻塞不通，故胸中疼痛；

阳虚于上，卫表不固，故腰以上出汗；湿邪下趋，阳气不能通达于下，故腰以下无汗；

阳气郁滞不行则腰筋弛痛，如有物在皮中状；脾胃受损则不能食，经络阻滞不通，故身疼重；

阳气被遏，心气不行，故烦躁；膀胱气机不畅，故小便不利。

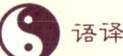

14-9

膑弛痛，如有物在皮中状，剧者不能食，身疼重，烦躁，小便不利，此为黄汗，桂枝加黄芪汤主之。

桂枝加黄芪汤方

桂枝　芍药各三两
甘草二两　生姜三两
大枣十二枚　黄芪二两

上六味，以水八升，煮取三升，温服一升，须臾，饮热稀粥一升余，以助药力，温复取微汗，若不汗，更服。

师曰：寸口脉迟而涩，迟则为寒，涩为血不足；

趺阳脉微而迟，微则为气，迟则为寒。寒气不足，则手足逆冷；手足逆冷，则营卫不利，营卫不利，则腹满胁鸣相逐；

气转膀胱，营卫俱劳；阳气不通即身冷，阴气不通即骨疼；

阳前通则恶寒，阴前通则痹不仁；

语译

将以上6味药，用水8升，煮取3升，温服1升，过一会儿，再喝热稀粥1升余，以帮助药力，盖被取暖使身体微微出汗，如果不出汗，再服1次。

老师说：如果寸口部出现迟涩的脉象，脉迟表示为有寒，脉涩表示为血虚。

趺阳脉出现微迟的脉象，脉微表示为脾阳不足，脉迟表示为寒气内盛。寒盛阳虚，不能温暖四肢，因此手足逆冷；手足逆冷表示营卫运行不利，营卫运行不利，就会出现腹部胀满、肠鸣；

寒邪传入于膀胱，导致营卫虚弱；阳气不通，不能温暖肌肤则身冷，阴气不通则骨节疼痛；

阳气先通而阴气不随着运行，就怕冷；阴气先通而阳气不随着运行，不能濡养肌肉，就会麻木不仁；

阴阳相得，其气乃行，大气一转，其气乃散；	阴气和阳气相互调和，气机才能正常运行，胸中宗气流转，寒气就能消散；
实则失气，虚则遗溺，名曰气分。	实证的邪气，就会从后阴屎气排出，虚证的邪气，就会从前阴由小便排出，称为气分病。

 重点说明

此段说明气分病的证治：桂枝去芍加麻辛附子汤（温经散寒，通阳化气）

气分病是因肾阳不足，阴寒凝滞所引起的病证，气分病有实证、虚证之分。

所谓气分实证，是指因阴寒实邪郁结于内，邪气从后阴屎气排出；

所谓气分虚证，是指因肾气不固，膀胱失约，邪气从前阴由小便排出。

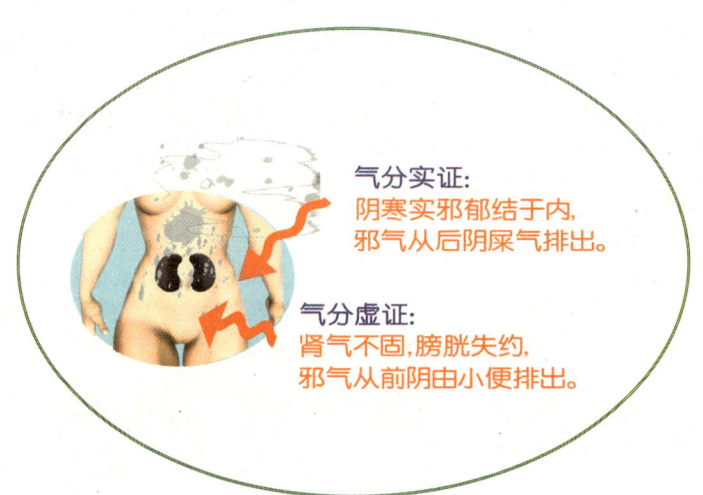

气分实证：
阴寒实邪郁结于内，邪气从后阴屎气排出。

气分虚证：
肾气不固，膀胱失约，邪气从前阴由小便排出。

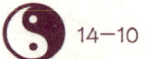 14—10

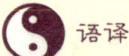 语译

气分，心下坚，大如盘，边如旋杯，水饮所作，桂枝去芍加麻辛附子汤主之。

桂枝去芍加麻辛附子汤方

桂枝三两　生姜三两　甘草二两　大枣十二枚　麻黄　细辛各二两　附子一枚，炮

上七味，以水七升，煮麻黄，去上沫，内诸药，煮取二升，分温三服，当汗出，如虫行皮中，即愈。

患气分病，由于肾阳不足，肾之蒸腾功能失司，导致水寒之气凝滞于心窝部，故心窝部坚硬，形大如同盘状，边缘如同杯状，应当服用桂枝去芍加麻辛附子汤（温经散寒，通阳化气）治疗。

将以上7味药，用水7升，先煮麻黄，去水面浮沫，加入其余各药，煮取2升，分3次温服。服药后应当会出汗，如同小虫在皮中爬行一般，表示病情即将痊愈的征兆。

心下坚，大如盘，边如旋盘，水饮所作，枳术汤主之。

枳术汤方

枳实七枚　白术二两

上二味，以水五升，煮取三升，分温三服，腹中软，即当散也。

患气分病，由于脾胃气虚，不能正常转输津液，导致水饮内停于而形成聚积，故心窝部坚硬，像盘那样大小，边缘像圆杯那样坚硬，应当服用枳术汤（行气散滞，健脾化饮）治疗。

将以上2味药，用水5升，煮取3升，分3次温服。如果脘腹部变软，则水饮寒邪应当消散。

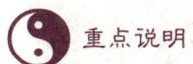重点说明

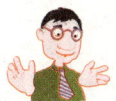**此段说明患气分病而导致心窝部坚硬的治法：**

如果是因肾阳不足，导致水寒之气凝滞于心窝部的，则应用桂枝去芍加麻辛附子汤治疗；

如果是因脾胃气虚，导致水饮内停而形成聚积的，应当服用枳术汤治疗。

治疗心窝部坚硬气分病的方剂：

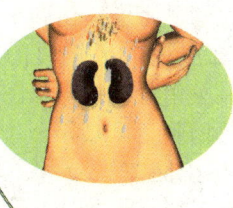

桂枝去芍加麻辛附子汤：

温经散寒,通阳化气。

枳术汤：

行气散滞,健脾化饮。

 **15-1**

　　寸口脉浮而缓，浮则为风，缓则为痹。痹非中风，四肢苦烦，脾色必黄，瘀热以行。

　　趺阳脉紧而数，数则为热，热则消谷，紧则为寒，食即为满。尺脉浮为伤肾，趺阳脉紧为伤脾。风寒相搏，食谷即眩，谷气不消，胃中苦浊，浊气下流，小便不通，阴被其寒，热流膀胱，身体尽黄，名曰谷疸。

　　额上黑，微汗出，手足中热，薄暮即发，膀胱急，小便自利，名曰女劳疸；腹如水状不治。

　　心中懊憹而热，不能食，时欲吐，名曰酒疸。

语译

　　如果寸口出现浮缓的脉象，浮脉表示为风热，缓脉表示为湿热内蕴的痹证。此处的痹证并不是太阳中风证；而是四肢感到烦扰不舒，脾主黄色，湿热蕴结于脾胃，外行于体表，就成为黄疸。

　　趺阳脉出现紧数的脉象，数脉表示为胃中有热，胃热则能消食善饥，紧脉表示为有寒，寒邪损伤脾阳，因此食后则腹部胀满。如果尺部出现浮脉，表示风热伤肾；趺阳脉出现紧脉，表示寒邪伤脾。风寒相合，进食后就会感到头部眩晕，食物不能消化，湿热壅聚于胃，湿热浊气下流，导致小便不通利，又因脾脏感受寒湿，加上流入膀胱的湿热，因此全身发黄，称为谷疸。

　　额部发黑，微汗出，手足心发热，每到傍晚时就发病，膀胱拘急，小便通畅，称为女劳疸，如果腹部胀满、好像积水一般，属于不治之症。

　　出现心中郁闷，燥热不安，不能进食，时常恶心想要呕吐的，称为酒疸。

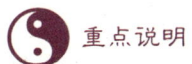

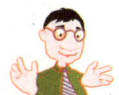

疸有五种类型：黄汗、黄疸、谷疸、酒疸、女劳疸。

黄疸的病机：

（1）寸口脉浮表示寸、关、尺三部皆出现浮脉。

（2）浮脉主风，风为阳邪，入里容易化热；缓脉主湿，湿为阴邪，容易伤脾。

（3）黄疸的病因为外感风邪，风邪入里化热而与湿邪互相结合，郁闭于脾，导致脾失输运，湿热泛溢于周身而形成黄疸。

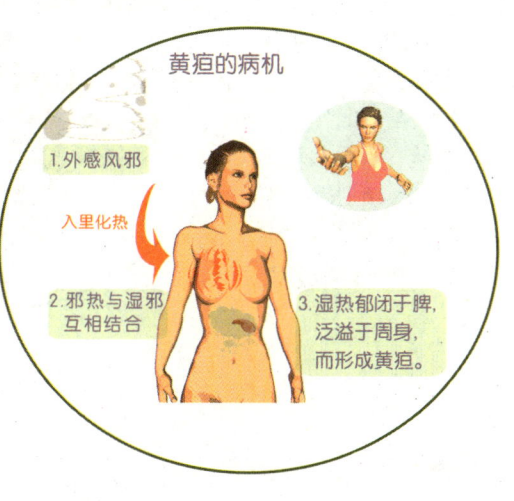

黄疸的病机

1.外感风邪

入里化热

2.邪热与湿邪互相结合

3.湿热郁闭于脾，泛溢于周身，而形成黄疸。

（4）脾主四肢、肌肉，为生化之源，湿热互结，郁闭于脾，脾运失司，生化乏源，四肢肌肉失去濡养，因此四肢烦热不舒。

趺阳脉可以候胃。

如果趺阳脉出现紧脉，紧脉主寒，表示脾阳运化失司，故容易腹胀，食后更严重。

如果趺阳脉出现数脉，数脉表示胃中有热，胃热炽盛，因此消谷易饥。

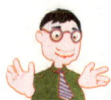

谷疸的病机：

　　饮食停滞于脾胃，导致湿热内蕴，湿热下流入于膀胱，故曰"浊气下流"；

　　湿热造成膀胱气化不利，小便不通，水湿不能消退而蕴于脾，饮食后清阳不升，则出现头眩，故曰"食谷即眩"；

　　湿热熏蒸，泛溢于肌肤，故出现身体尽黄而形成黄疸。

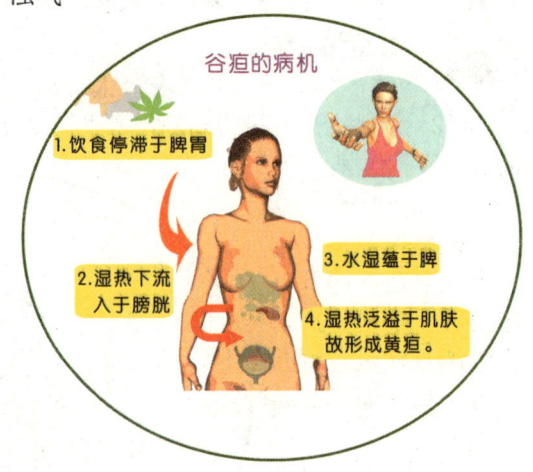

谷疸的病机

1.饮食停滞于脾胃

2.湿热下流入于膀胱

3.水湿蕴于脾

4.湿热泛溢于肌肤故形成黄疸。

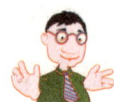

女劳疸的病机：

　　黑为肾之本色，额上黑表示为肾虚。

　　女劳疸并不是湿热内蕴所引起，而是因肾虚所致，因此与谷疸与酒疸（皆由湿热内蕴所致）有所不同。

　　肾虚则容易引起内热，导致手足心发热，中午过后更为严重；虚热逼迫津液外出，故微汗出；

　　肾阴不足，小腹失去濡润，故小腹拘急不舒（膀胱急）。

　　如果肾虚导致肾气亦亏虚，不能约制膀胱，则小便畅通量多（小便自利）。

　　患女劳疸，如果肾虚导致脾肾皆败，则会出现水湿积聚而腹部胀满，属于难治之证。

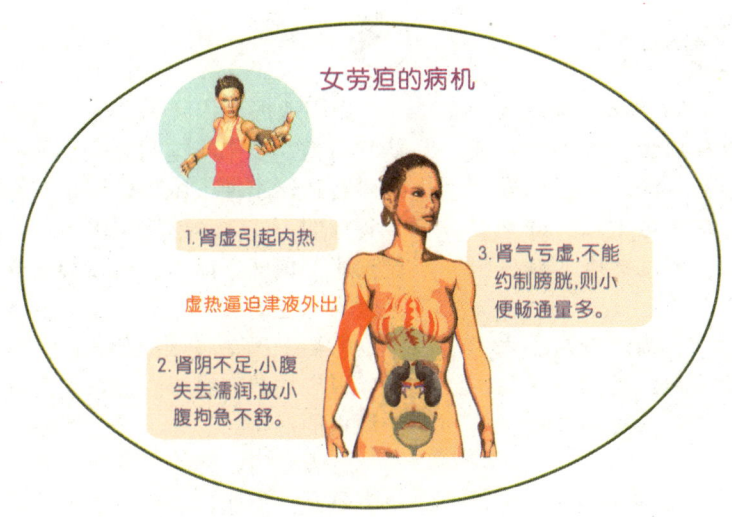

女劳疸的病机

1.肾虚引起内热

虚热逼迫津液外出

2.肾阴不足,小腹失去濡润,故小腹拘急不舒。

3.肾气亏虚,不能约制膀胱,则小便畅通量多。

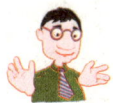

酒疸的病机:

　　酒疸是因饮酒过量所引起的黄疸。酒性湿热,湿热熏蒸于上焦的心区,故心中懊恼而热;

湿热造成气机升降受阻,导致浊气上逆,胃气不降,故不能食,且欲呕。

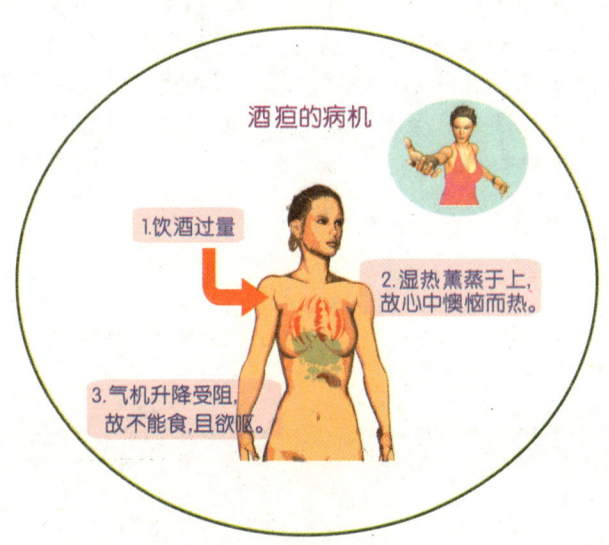

酒疸的病机

1.饮酒过量

2.湿热熏蒸于上,故心中懊恼而热。

3.气机升降受阻,故不能食,且欲呕。

阳明病，脉迟者，食难用饱，饱则发烦头眩，小便必难，此欲作谷疸。虽下之，腹满如故，所以然者，脉迟故也。

夫病酒黄疸，必小便不利，其候心中热，足下热，是其证也。

酒黄疸者，或无热，靖言了了，腹满欲吐，鼻燥，其脉浮者先吐之，沉弦者先下之。

酒疸，心中热，欲吐者，吐之愈。酒疸下之，久久为黑疸，目青面黑，心中如啖蒜齑状，大便正黑，皮肤爪之不仁，其脉浮弱，虽黑微黄，故知之。

患阳明病而出现迟脉的，表示不能吃得饱，如果吃饱则会感到烦闷，头晕目眩，小便很困难，这是即将发生谷疸的征兆；虽然服用泻下药，但腹部胀满依然不减，之所以会这样，是因为脉迟的缘故。

患酒疸病，必定兼有小便不通畅，胃中灼热，足心发热，这些都属于酒疸的症状。

患酒疸病，有的不发热，安静且语言不乱，但腹部胀满，想呕吐，鼻腔干燥，如果出现浮脉，表示病邪在上，可以用涌吐法治疗；如果出现沉弦脉，表示病邪在下，可用泻下法治疗。

患酒疸病，胃中有热想吐的，可以用吐法治疗。患酒疸病，如果误用泻下法，日久则会传变为黑疸，眼睛发青而面色发黑，胃中灼热好像吃了大蒜一般难受，大便呈黑色，搔抓皮肤时不觉得痛痒，脉象浮而弱，皮肤黑而黄，这是由于误用泻下法的缘故。

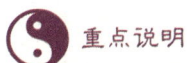 重点说明

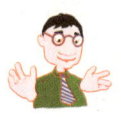

不仅湿热会引起谷疸，寒湿也会引起谷疸。

阳明病：如果寒湿蕴积于脾胃，导致脾胃运化失司，不能腐熟水谷，故饮食很难有饱足感；如果饱食则又引起气机受阻，清阳不升，故出现头眩不舒而心烦；浊阴不降，故小便难。

阳明病属于里实热证，兼有数脉，此时应当用泻下法治疗。如今泻下后，腹满未减，表示并不是实热证，而是因寒湿蕴脾而致，因而出现迟脉，迟脉主寒湿。

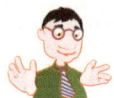

再次说明：酒疸是因饮酒过度，导致湿热内蕴，故心中热；湿热下流入于膀胱，膀胱气化失常则小便不利，小便不利，湿热停滞于脾胃，脾主四肢，故足下热。

此例必须与女劳疸的"手足中热"鉴别。酒疸为湿热内蕴脾胃所引起，而女劳疸则为肾阴不足，阴虚内热而致。

黑疸的病机：

酒疸经误下后，损伤脾肾之阳，甚至导致肝虚气郁而引起淤血停滞，最终演变成黑疸。

黑疸主要症候为脾肾阳虚，肝损气郁，湿热熏蒸于内，故肤色"虽黑微黄"；

湿热内蕴于中焦，故"心中如啖蒜荠状"；

脾虚失其统血之功，血液停滞而形成淤血，故"大便正黑"；

淤血内停，气血不能濡养肌表，故"皮肤爪之不仁"。

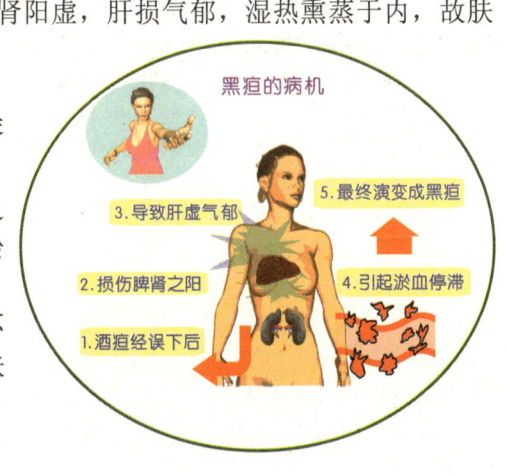

黑疸的病机

5.最终演变成黑疸

3.导致肝虚气郁

2.损伤脾肾之阳

4.引起淤血停滞

1.酒疸经误下后

师曰：病黄疸，发热烦喘，胸满口燥者，以病发时，火劫其汗，两热所得，然黄家所得，从湿得之。一身尽发热而黄，肚热，热在里，当下之。脉沉，渴欲饮水，小便不利者，皆发黄。

腹满，舌萎黄，躁不得睡，属黄家。

黄疸之病，当以十八日为期，治之十日以上瘥，反剧为难治；疸而渴者，其疸难治；疸而不渴者，其疸可治。发于阴部，其人必呕；阳部，其人振寒而发热也。

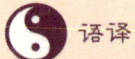

老师说：患黄疸病，出现发热，烦躁，气喘，胸胁胀满，口咽干燥的，是因为初病时，误用艾灸、温针或熏法等火攻法强迫出汗，导致热邪与火邪相合所致。但是，黄疸病主要是因湿热蕴郁所致。如果全身发热，面目发黄，腹中灼热，表示热邪郁结在里，应当用泻下法治疗。脉象沉，口渴想喝水，小便不通利的，都会形成黄疸病。

腹部胀满，皮肤发黄而不润泽，烦躁而不能入睡，这些症状都属于黄疸病。

患黄疸病，应当以18天为病愈的期限，治疗10天以上则应当痊愈，如果病情反而加重的，则属于难治之证；患黄疸病，出现口渴的，比较难以治疗；如果口不渴的，则可以治疗。如果病邪在里，必然会呕吐，如果病邪在表，就会恶寒、发热。

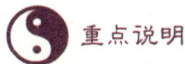

重点说明

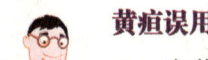

黄疸误用火劫：

患黄疸病，大多因湿热所引起。如果误用火劫之法发汗，则反而会助长湿热，因而出现身发热、烦喘、胸闷、口燥等症状。

如果黄疸病势严重，出现一身尽热，表示热势极盛，气机阻塞而腹胀，此时应当立即用泻下法，使湿热从下而去。

湿热导致肌表发黄之机理：

湿热内蒸，导致气机郁滞，属于里病，故脉沉；

湿热内蕴，邪热损伤津液，故渴欲饮水；

湿热壅阻于上焦，导致气化失司，故小便不利；

湿热熏蒸，泛溢于肌肤，故出现身体尽黄。

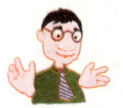

从口渴与否来判断病情的轻重！

阴部与阳部之症候：

疸病口渴，表示正气已经衰竭，病情难治；

疸病而口不渴，表示里热不甚，正气未伤，病情并不难治。

阴部为脏腑，阳部为肌表。如果湿热蕴积于脏腑阴部，导致体内气机上逆，则呕吐；

如果湿热外溢于肌表阳部，损伤肌表卫气，故振寒而发热。

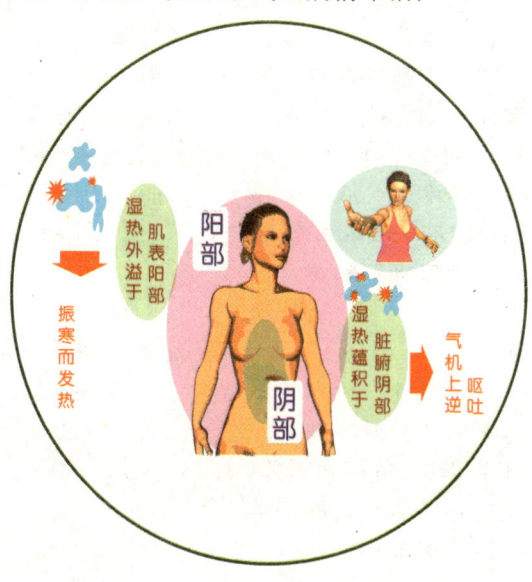

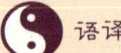

谷疸之为病，寒热不食，食即头眩，心胸不安，久久发黄为谷疸。茵陈蒿汤主之。

茵陈蒿汤

茵陈蒿六两 栀子十四枚 大黄二两

上三味，以水一斗，先煮茵陈，减六升，内二味，煮取三升，去滓，分温三服，小便当利，尿如皂角汁状，色正赤。一宿腹减，黄从小便去也。

黄家，日晡所发热，而反恶寒，此为女劳得之。膀胱急，少腹满，身尽黄，额上黑，足下热，因作黑疸。其腹胀如水状，大便必黑，时溏，此女劳之病，非水也。腹满者难治。消石矾石散主之。

消石矾石散方

消石 矾石，烧 等份

上二味，为散，以大麦粥汁和服方寸匕，日三服。病随大小便去，小便正黄，大便正黑，是候也。

患谷疸病，出现恶寒发热，不想吃东西，食后就会感头目眩晕，心胸烦闷不安适，日久则会全身发黄而形成为谷疸。应当服用茵陈蒿汤治疗。

将以上3味药，用水1斗，先煮茵陈，减6升，加入其余药物，煮取3升，去药渣，分3次温服。服药后，小便应当通利，尿液颜色如同皂角汁一样鲜红，过1夜后腹部胀满即可减轻，这是因为热邪从小便排出的缘故。

患黄疸病，一般在下午四五点钟时发热，如果反而怕冷的，表示得了女劳疸。如果膀胱拘急，少腹胀满，全身发黄，额头发黑，足心发热，表示得了黑疸病。如果腹部胀满如有积水一般，大便必然色黑，时常溏泄，表示得了女劳病，而不是水气病。腹部胀满的，治疗比较困难。应当服用消石矾石散治疗。

将以上2味药，捣为散剂，用大麦粥汁调和，每次服方寸匕，1日3次。病邪随大小便排出。如果小便颜色黄，大便颜色漆黑，则属于此证的症候。

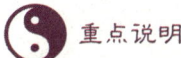

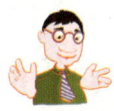 **再次说明：谷疸的病机** 谷疸是因饮食停滞于脾胃，导致湿热内蕴，湿热下流入于膀胱，造成膀胱气化不利，小便不通，水湿不能消退而蕴于脾，饮食后清阳不升，则出现头眩；湿热熏蒸，泛溢于肌肤，故出现身体尽黄之黄疸。

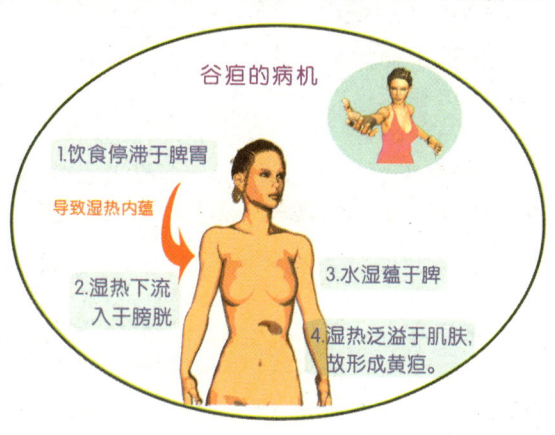

谷疸的病机

1. 饮食停滞于脾胃

导致湿热内蕴

2. 湿热下流入于膀胱

3. 水湿蕴于脾

4. 湿热泛溢于肌肤，故形成黄疸。

治疗谷疸的方剂：茵陈蒿汤

茵陈蒿汤具有清热泄湿的功能。

方中茵陈味苦微寒，能清热利湿而退黄。

栀子苦寒，能清三焦之湿热。

大黄能清热泻火，可以协助茵陈、栀子清湿热，但为了避免泻下太过而损伤正气，故用量较小，约为茵陈的1/3。

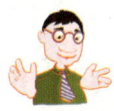 **再次说明：女劳疸的病机**

女劳疸并不是湿热内蕴所引起，而是因肾虚所致。肾虚则容易引起内热，导致手足心发热，中午过后更为严重；虚热逼迫津液外出，故微汗出；肾阴不足，小腹失去濡润，故小腹拘急不舒（膀胱急）。如果肾虚导致肾气亦亏虚，不能约制膀胱，则小便畅通量多（小便自利）。

治疗女劳疸的方剂：消石矾石散（化淤活血，行湿利水）

方中硝石性味苦寒，能消坚散积；矾石性味酸寒，能消痰祛湿，解毒。二药皆属于矿石药物，久服或过服则容易损伤脾胃，因此加入大麦粥汁和服，以保护胃。

酒黄疸，心中懊憹或热痛，栀子大黄汤主之。

栀子大黄汤方

栀子十四枚　大黄一两　枳实五枚　豉一升

上四味，以水六升，煮取二升，分温三服。

诸病黄家，但利其小便，假令脉浮，当以汗解之，宜桂枝加黄芪汤主之。

诸黄，猪膏发煎主之。

猪膏发煎方

猪膏半斤　乱发如鸡子大三枚

上二味，和膏中煎之，发消药成，分再服。病从小便出。

患酒黄疸，出现心中郁闷不安，或发热，或疼痛的，用栀子大黄汤治疗。

将以上4味药，用水6升，煮取2升，分3次温服。

治疗各类的黄疸病，只需通利小便，如果出现浮脉，应当用发汗法，以桂枝加黄芪汤治疗。

治疗各类的黄疸病，可以用猪膏煎治疗。

将以上2味药，混合煎煮至乱发溶化，分2次服，使病邪随小便排出。

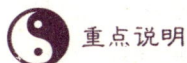

重点说明

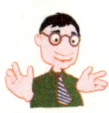

再次说明：酒疸的病机

酒疸是因饮酒过量所引起的黄疸。酒性湿热，湿热熏蒸于上焦的心区，故心中懊憹而热；湿热造成气机升降受阻，以致浊气上逆，胃气不降，故不能食，且欲呕。

治疗酒疸的方剂：栀子大黄汤

栀子大黄汤能泻热祛湿，开郁除烦；

栀子：清热除烦而利小便；

大黄：泻热开郁，导热下行，使湿热从二便分消；

枳实：破气行结，使浊气下行；

豆豉：性味轻清，能升散宣郁而止懊憹。

张仲景设立此方，可能是为治疗萎黄而用。

治疗萎黄的方剂：桂枝加黄芪汤

桂枝加黄芪汤能调和营卫，益气固表，但只能运用于气血亏虚所引起的萎黄病兼有营卫不和的表虚证，或是黄疸病后期出现卫气亏虚者，并不适用于湿热所引起的黄疸。

黄疸病，茵陈五苓散主之。一本云：茵陈汤及五苓散并主之。

茵陈五苓散方

茵陈蒿末十分　五苓散五分

上二味和，先食，饮方寸匕，日三服。

黄疸腹满，小便不利而赤，自汗出，此为表和里实，当下之，宜大黄消石汤。

大黄消石汤方

大黄　黄柏　消石各四两　栀子十五枚

上四味，以水六升，煮取二升，去滓，内硝，更煮取一升，顿服。

黄疸病，小便色不变，欲自利，腹满而喘，不可除热，热除必哕。哕者，小半夏汤主之。方见痰饮中。

诸黄，腹痛而呕者，宜柴胡汤。

男子黄，小便自利，当与虚劳小建中汤。

患黄疸病，应当服用茵陈五苓散治疗。

将以上2味药，混合，饭前水送服方寸匕，1日3次。

患黄疸病，出现腹部胀满，小便不畅而色红，自汗出等症状，表示肌表无病而里有实热，应当用泻下法，以大黄消石汤治疗。

将以上4味药，用水6升，煮取2升，去药渣，加入硝石再煮，取1升，1次服完。

患黄疸病，如果小便颜色不变，想要腹泻，腹部胀满而气喘，此时不能用清热法，否则，热虽能除，但会导致胃气上逆而引起呃逆；出现呃逆的，应当服用小半夏汤治疗。

治疗各类的黄疸病，出现腹部疼痛，呕吐的，应当服用柴胡汤治疗。

男子患黄疸病，小便通畅，应当服用治疗虚劳病的小建中汤。

194

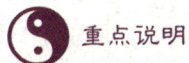

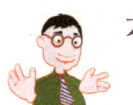 **茵陈五苓散能治湿热黄疸而偏于湿邪较重者。**

治疗黄疸湿邪较重的方剂：茵陈五苓散

方中茵陈的用量倍于五苓散，茵陈重在分利湿热以退黄；五苓散能发汗利小便以除湿。

二者相协，主要重在利湿的功效，至于清热的作用则较少。制成散剂，药力则比汤药缓和，因此主治黄疸的轻证。

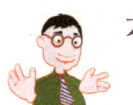 **大黄消石汤能治疗湿热黄疸里热盛实者。**

热盛则气机不畅，故腹满、小便不利；

表邪已解，但里热之邪外蒸，逼迫津液外泄，故自汗出；

湿热蕴积于内，蒸熏于上，故心中烦热。

治疗黄疸热邪较重的方剂：大黄消石汤

方中黄柏能清热除湿；

大黄能攻下清热；

硝石能逐饮消坚。诸味相协，使三焦之邪热从大便而出，属于泻下之重剂。

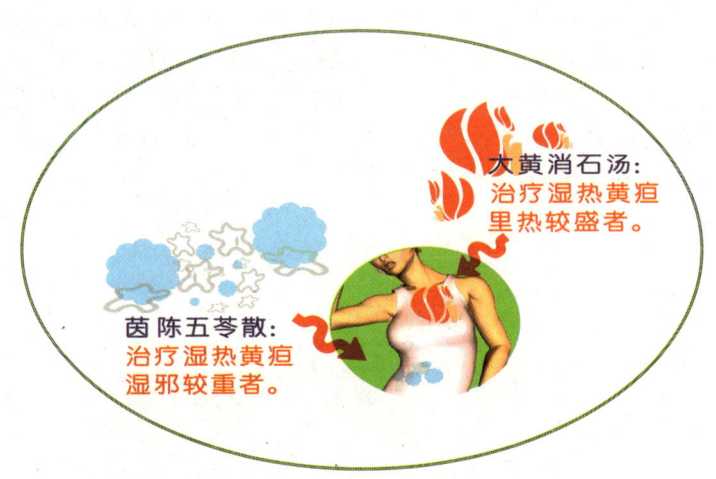

大黄消石汤：治疗湿热黄疸里热较盛者。

茵陈五苓散：治疗湿热黄疸湿邪较重者。

 16-1

寸口脉动而弱，动即为惊，弱则为悸。

师曰：尺脉浮，目睛晕黄，衄未止，晕黄去，目睛慧了，知衄今止。

又曰：从春至夏衄者太阳，从秋至冬衄者阳明。

衄家不可汗，汗出必额上陷，脉紧急，直视不能眗，不得眠。病人面无血色，无寒热，脉沉弦者，衄；浮弱，手按之绝者，下血；烦咳者，必吐血。

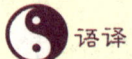 语译

如果寸口部出现动而弱的脉象，脉动表示为惊证，脉弱表示为悸证。

老师说：尺部出现浮脉，眼睛昏花，看不清物体，就会不停地流鼻血；如果目睛昏花已去，视物清晰，则表示鼻出血已经停止。

又说：从春季至夏季出现鼻出血的，属于太阳表证，从秋季至冬季鼻出血的，属于阳明里热证。

经常流鼻血的人，不可妄用发汗法治疗，否则，必然会引起额旁动脉紧张拘急，两眼直视，不能自由转动，不能入睡。病人面色苍白，没有恶寒发热，脉象沉而弦的，则会鼻出血；如果脉象浮而弱，用手重按则无脉的，表示下出血；如果病人烦躁、咳嗽的，必定会吐血。

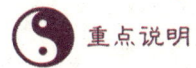

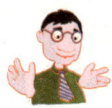 **惊与悸的脉证差异。**

惊：如果寸口脉出现如豆粒转动形状的脉象，称为动脉，通常是因外界的刺激、惊吓，造成心无所倚，神无所归，血气逆乱，因而脉象见动摇不宁，属于惊。

悸：如果脉象细软无力，称为弱脉，通常是由于气血不足，心脉失于充养，故脉象软弱无力，属于悸。

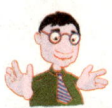 尺部脉可以候肾，尺脉原本应出现沉脉，如今反而出现浮脉，表示肾阴亏虚，虚火内盛。

如果虚火上炎，上扰于目，则目睛晕黄，视物不清。

如果阴虚严重时，虚火炽盛而迫血妄行，则会出现鼻出血。

太阳主表证，阳明主里证。春夏时阳气发越，此时的衄血，大多是因外感病所引起；

秋冬阳气内藏，此时的衄血，大多是因内伤病所引起。

经常流鼻血的症状：

经常衄血的病人，阴液必然亏虚不足，此时不能妄用辛温法发汗，以免再损伤阴液。

如果误发其汗，则会导致阴血亏、经脉空虚，故额上脉陷而不起；

阴血亏虚，经脉失养，故脉象紧急；

阴血不能濡养于目，故目睛直视不能转动；

血虚则心神失养，阴液不能藏潜阳气，阴阳失调，故不得眠。

197

 16-2

夫吐血，咳逆上气，其脉数而有热，不得卧者，死。

夫酒客咳者，必致吐血，此因极饮过度所致也。

寸口脉弦而大，弦则为减，大则为芤，减则为寒，芤则为虚，寒虚相击，此名曰革，妇人则半产漏下，男子则亡血。

亡血不可发其表，汗出则寒栗而振。

病人胸满，唇痿舌青，口燥，但欲漱水不欲咽，无寒热，脉微大来迟，腹不满，其人言我满，为有瘀血。

病者如热状，烦满，口干燥而渴，其脉反无热，此为阴伏，是瘀血也，当下之。

 语译

患吐血病，如果出现咳嗽、气喘、脉象数、发热、不能平卧的，属于死证。

喜欢饮酒的人，如果出现咳嗽的，必然会导致吐血，这是因为饮酒过度所致。

如果寸口部出现弦脉，弦脉表示阳气衰减，脉大中空如葱管；阳气衰减的表示为有寒，大而中空的表示为血虚，寒与虚相合，称为革，在妇人则患小产和漏下，在男子则患出血。

患失血病，不可妄用发汗，否则，不仅阴血受伤，还会损伤阳气，导致出现怕冷、寒战的症状。

病人出现胸部胀满，口唇干枯而不润泽，舌质青紫，口中干燥，只想漱水而不想吞咽，没有恶寒发热，脉象浮大而迟，从身体外形来看，腹部并不胀满，但病人自觉腹部胀满，这是体内有淤血的缘故。

病人自觉有热，心烦胸满，口咽干燥而渴，脉象并没有热象，这是邪热伏于血分，属于淤血停滞，应当用攻下法祛逐淤血。

198

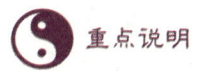

平常喜欢喝酒的人，脾胃容易湿热，如果湿热灼伤胃络，则吐血。

如果湿热熏蒸于肺，导致肺失肃降，故咳。

如果久咳、咳嗽不止，湿热灼伤肺络，则会导致咯血。

亡血（指一切出血证）禁用汗法。

体内出血者，气血必然亏虚不足，血与汗皆属于阴液，此时如果再发其汗，则会再度损伤阴血液，导致阳气没有阴液可以依附，容易随着汗液而外泄，以致阳气不能起到温煦的作用，故寒栗而振。

淤血的症候：

淤血停滞于内，导致气机不利，故胸满；

血淤内停则气血不能上荣于唇，故唇色暗而不泽；

心主血脉，开窍于舌，淤血则血行不畅，故舌色青紫，或有紫斑。

由于并不是里热实证，而是因淤血导致气机壅塞、邪热郁滞，津液不能上承，故口燥但欲漱水不欲咽。

淤血病属于内伤淤血，而不是外感风寒，故无恶寒发热的表证。

脉象往来滞涩而缓，但脉势不盛，表示为淤血阻滞，气血不畅所致，故病人自觉腹间胀满。

 16-3

火邪者，桂枝去芍药加蜀漆牡蛎龙骨救逆汤主之。

桂枝救逆汤方

桂枝三两，去皮 甘草二两，炙 生姜三两 牡蛎五两，熬 龙骨四两 大枣十二枚 蜀漆三两，洗去腥

上为末，以水一斗二升，先煮蜀漆，减二升，内诸药，煮取三升，去滓，温服一升。

心下悸者，半夏麻黄丸主之。

半夏麻黄丸方

半夏 麻黄等份

上二味，末之，炼蜜和丸小豆大，饮服三丸，日三服。

 语译

用温针和火熏法发汗而感受热邪的，应当服用桂枝去芍药加蜀漆牡蛎龙骨救逆汤治疗。

将以上7味药，研细末，用水1.2斗，先煮蜀漆，煮取1斗，加入其余药末，煮取3升，去药渣，温服1升。

心下悸动的，用半夏麻黄丸治疗。

将以上2味药，研细末，炼蜜为丸，如小豆大小，每次饮服3丸，1日3次。

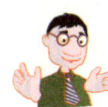 所谓"火邪"，指因使用熏、熨、烧针等法所造成的病变。

如果妄用火劫发汗，发汗过多而损伤心阳，则会导致阳气不足，水饮痰邪乘机扰心，心被痰扰，故出现惊狂，卧起不安等症。

妄用火劫的治法：桂枝去芍药加蜀漆牡蛎龙骨救逆汤

桂枝：温通心阳；

生姜、甘草、大枣：调和营卫；

蜀漆：涤痰逐邪；

龙骨、牡蛎：镇静安神。

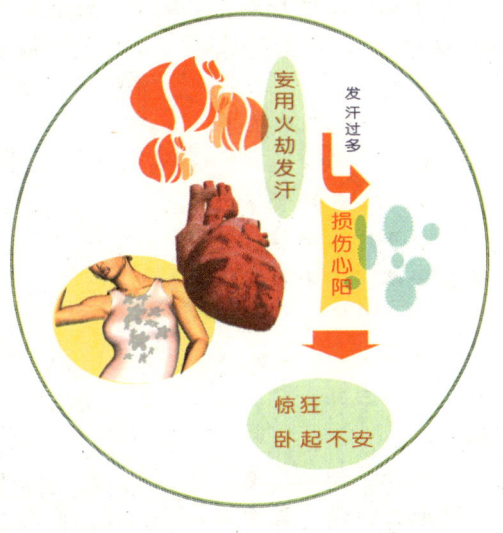

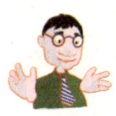 治疗痰饮心悸，通常以桂枝、茯苓通阳利水，如果是因水饮停滞所引起的气机闭郁、胃失和降的症状，则应用麻黄通阳宣肺以泄水气，半夏降逆和胃以祛痰饮。

由于水饮停滞于心下（胃脘部），水饮上凌于心，阻遏心阳，故出现心与胃脘处有悸动感，胸闷纳少等症状。

水饮停滞导致悸病的治法：半夏麻黄丸

麻黄宣发阳气，半夏逐饮降逆。通阳化饮，水饮去则心悸自愈。

16—4

吐血不止者，用柏叶汤治疗。

柏叶汤方

柏叶　干姜各三两
艾三把

上三味，以水五升，取马通汁一升，合煮取一升，分温再服。

下血，先便后血，此远血也，黄土汤主之。

黄土汤方亦主吐血、衄血。

甘草　干地黄　白术　附子炮　阿胶　黄芩各三两　灶中黄土半斤

上七味，以水八升，煮取三升，分温二服。

下血，先血后便，此近血也，赤小豆当归散主之。方见狐惑中。

心气不定，吐血、衄血，泻心汤主之。

泻心汤方亦治霍乱。

大黄二两　黄连　黄芩各一两

上三味，以水三升，煮取一升，顿服之。

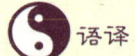语译

吐血不止的，用柏叶汤治疗。

将以上3味药，用水5升，取马粪水1升同煮，煮取1升，分2次服。

患下血病，如果先大便，之后才下血的，称为远血，应当服用黄土汤治疗。

将以上7味药，用水8升，煮取3升，分2次温服。

患下血病，如果先下血，之后才大便，称为近血，应当服用赤小豆当归散治疗。

心烦不安，吐血，鼻出血的，应当服用泻心汤治疗。

将以上3味药，用水3升，煮取1升，1次服完。

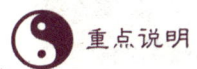

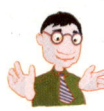
此证是因胃气虚寒、血不归经所引起的吐血，除了吐血不止之外，兼有面色萎黄、肢冷，精神不振，舌淡胖大，脉虚软无力等症。

虚寒性吐血的治法：柏叶汤

方中柏叶即侧柏叶，性味苦涩微寒，能折吐血上逆之势而又能收敛止血；干姜温中和胃；艾叶温经止血。

姜、艾合用，能温阳守中，振奋阳气以收摄血液；马通汁即马粪加水过滤取其汁而成。马通汁微温，能止血，引血下行。

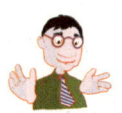
下血，血从下窍而出。大便在先，出血在后，血液通常来自于直肠以上，离肛门较远，故称为远血。

虚寒性便血的治法：黄土汤

远血的形成，多因脾胃中气虚寒，不能收摄血液，故血从大便而出。此证兼有便血，血色暗淡，四肢不温，面色萎黄，舌淡苔白，脉沉细无力等。

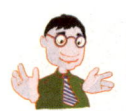
出血在先，大便在后，由于出血部位离肛门较近，故称为近血。

湿热性便血的治法：赤小豆当归散

近血的形成，是因湿热蕴结于大肠，损伤脉络所致，又称为"脏毒"、"肠风"。此证兼有便血，血色鲜红，腹痛，大便不畅，舌苔黄腻，脉象濡数。

方中赤小豆能清热利湿解毒；当归能活血祛淤，引血归经；浆水清凉解毒，能清热除湿。

 17-1

夫呕家有痈脓，不可治呕，脓尽自愈。先呕却渴者，此为欲解。

先渴却呕者，为水停心下，此属饮家。

呕家本渴，今反不渴者，以心下有支饮故也，此属支饮。

问曰：病人脉数，数为热，当消谷引食，而反吐者，何也？

师曰：以发其汗，令阳微，膈气虚，脉乃数，数为客热，不能消谷，胃中虚冷故也。

语译

经常呕吐而又患有痈脓的病人，不能只治疗呕吐，必须等待脓液排尽，呕吐自然会痊愈。病人先呕吐，之后才口渴的，表示邪气已去而正气恢复、病情即将痊愈的征兆。

病人先口渴，之后才呕吐的，表示水饮停聚于心下胃脘，属于饮病。

经常呕吐的病人，原本应当会出现口渴，现在反而不渴的，表示为心下有支饮停滞的缘故，属于支饮病。

有人问：病人出现数脉，数脉表示为有热，应当消谷善饥，却反而出现呕吐的，这是什么原因呢？

老师回答：这是因为误用发汗法，损伤阳气，导致正气虚弱，因此出现数脉，此时的数脉属于假热的症候，因此不能消化水谷，这是由于胃阳不足，胃中虚冷的缘故。

脉弦者，虚也，胃气无余，朝食暮吐，变为胃反，寒在于上，医反下之，今脉反弦，故名曰虚。

寸口脉微而数，微则无气，无气则营虚，营虚则血不足，血不足则胸中冷。

趺阳脉浮而涩，浮则为虚，涩则伤脾，脾伤则不磨，朝食暮吐，暮食朝吐，宿谷不化，名曰胃反。脉紧而涩，其病难治。

病人欲吐者，不可下之。

哕而腹满，视其前后，知何部不利，利之则愈。

脉弦表示里虚，胃中阳气亏虚不足，因此早晨吃的食物，晚上会吐出，就会形成胃反病。这是由于寒邪在上焦，医生却反而误用泻下法，导致出现弦脉，称为虚证。

如果寸口部出现微数的脉象，脉微表示为气虚，气虚则导致营虚，营虚则导致血虚，血液不足则胸中寒冷。

趺阳脉出现浮涩的脉象，脉浮表示为胃阳虚弱，脉涩表示为脾阳受损，脾伤则不能运化水谷，因此早晨进食，晚上就会吐出，晚上进食，早晨就会吐出，胃中的食物不能消化，称为胃反病。如果出现紧涩的脉象，表示病情难治。

病人想要呕吐的，不能妄用泻下法治疗。

病人出现呃逆，腹部胀满，应当观察病人的大小便，究竟是大便困难、或是小便不通利。

如果小便不利的，就应当通利小便，使呃逆可以痊愈；如果大便不通的，就应当通畅大便，使呃逆可以痊愈。

呕而胸满者，茱萸汤主之。

茱萸汤方

吴茱萸一升　人参三两　生姜六两　大枣十二枚

上四味，以水五升，煮取三升，温服七合，日三服

干呕，吐涎沫，头痛者，茱萸汤主之。

病人因胃虚寒凝呕吐而胸部胀满的，应当服用茱萸汤治疗。

将以上4味药，用水5升，煎取3升，每次温服7合，1日3次。

病人因肝胃虚寒，浊阴上逆而呕吐时，只有声音而没有吐出食物，口吐清涎，头痛的，用茱萸汤治疗。

呕而肠鸣，心下痞者，半夏泻心汤主之。

半夏泻心汤方

半夏半斤洗　黄芩　干姜　人参各三两　黄连一两　大枣十二枚　甘草三两，炙

上七味，以水一斗，煮取六升，去滓，再煮取三升，温服一升，日三服。

病人因中焦虚寒，并且胃肠又有湿热壅滞而出现呕吐，肠鸣，又有心下痞满的，应当服用半夏泻心汤治疗。

将以上7味药，用水1斗，煮取6升，去药渣，再煮取3升，每次温服1升，1日3次。

干呕而利者，黄芩加半夏生姜汤主之。

黄芩加半夏生姜汤方

黄芩三两　甘草二两，炙　芍药二两　半夏半升　生姜三两　大枣十二枚

上六味，以水一斗，煮取三升，去滓，温服一升，日再夜一服。

诸呕吐，谷不得下者，小半夏汤主之。

呕吐而病在膈上，后思水者解，急与之。思水者，猪苓散主之。

猪苓散方

猪苓　茯苓　白术各等份

上三味，杵为散，饮服方寸匕，日三服。

病人因胃肠湿热，胃气上逆而干呕；同时又因邪热下注而腹泻的，用黄芩加半夏生姜汤治疗。

将以上6味药，用水1斗，煮取3升，去药渣，每次温服1升，日夜服1次。

各类呕吐而饮食不能下的，用小半夏汤治疗。

病人因水饮内停于胸膈以上，因而出现呕吐，呕吐以后想喝水的，表示病情即将痊愈，应当立即给予水喝。想喝水的，用猪苓散（健脾利水）治疗。

将以上3味药，捣为散剂，每次服用方寸匕，1日3次。

17-3

呕而脉弱，小便
复利，身有激热，见厥
者，难治。四逆汤主
之。

四逆汤方

附子一枚，生用
干姜一两半　甘草二
两，炙

上三味，以水三
升，煮取一升二合，去
滓，分温再服。强人可
大附子一枚，干姜三
两。

呕而发热者，小柴
胡汤主之。

小柴胡汤方

柴胡半斤　黄芩三
两　人参三两　甘草三
两　半夏半升　生姜三
两　大枣十二枚

上七味，以水一
斗二升，煮取六升，去
滓，再煎取三升，温服
一升，日三服。

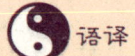
语译

病人平素虚寒，因而出现呕吐，
脉微弱无力，表示胃气大虚；小便通
利，表示阳气衰微，不能固摄；身体
微微发热，四肢逆冷的，表示阳气衰
微而欲脱，阴盛格阳的症候，比较难
以治疗。应当服用四逆汤（回阳救
逆）治疗。

将以上3味药，用水3升，煮取1
升2合，去药渣，分2次温服。体质强
壮的人，可以加入大附子1枚，干姜3
两。

病人患少阳病，邪热逼迫胃气上
逆，因而出现呕吐，并且兼有往来寒
热的，应当服用小柴胡汤（和解少
阳，和胃降逆）治疗。

将以上7味药，用水1斗2升，煮
取6升，去药渣，再煎取3升，每次温
服1升，1日3次。

胃反呕吐者，大半夏汤主之。

大半夏汤方

半夏二升，洗完用　人参三两　白蜜一升

上三味，以水一斗二升，和蜜扬之二百四十遍，煮取二升半，温服一升，余分再服。

食已即吐者，大黄甘草汤主之。

大黄甘草汤方

大黄四两　甘草一两

上二味，以水三升，煮取一升，分温再服。

胃反，吐而渴欲饮水者，茯苓泽泻汤主之。

茯苓泽泻汤方

茯苓半斤　泽泻四两　甘草二两　桂枝三两　白术三两　生姜四两

上六味，以水一斗，煮取三升，内泽泻，再煮取二升半，温服八合，日三服。

病人平素脾胃虚寒，运化失司，由于胃气不降而患胃反病，因而出现呕吐的，应当服用大半夏汤（和胃降逆，补虚润燥）治疗。

将以上3味药，用水1斗2升，以蜜调和，扬240遍，煮药取2.5升，每次温服1升，剩余的再分2次服下。

病人平素肠中有实热积滞，胃失和降，胃气不得通降而上逆，进食后立刻又吐出的，应当服用大黄甘草汤（通腑泻实）治疗。

将以上2味药，用水3升，煮取1升，分2次温服。

病人平素脾胃虚弱，水饮内停于胃，因而患胃反病，呕吐和口渴交替出现，吐后则口渴想要喝水的，用茯苓泽泻汤（健脾止呕，化饮利水）治疗。

将以上6味药，用水1斗，煮取3升，加泽泻再煮取2.5升，每次温服8合，1日3次。

吐后，渴欲得水而贪饮者，文蛤汤主之。兼主微风、脉紧、头痛。

文蛤汤方

文蛤五两　麻黄　甘草　生姜各三两　石膏五两　杏仁五十枚　大枣十二枚

上七味，以水六升，煮取二升，温服一升，汗出即愈。

干呕、吐逆、吐涎沫，半夏干姜散主之。

半夏干姜散方

半夏　干姜各等份

上二味，杵为散，取方寸匕，浆水一升半，煎取七合，顿服之。

病人胸中似喘不喘，似呕不呕，似哕不哕，彻心中愦愦然无奈者，生姜半夏汤主之。

生姜半夏汤方

半夏半升　生姜汁一升

上二味，以水三升，煮半夏取二升，内生姜汁，煮取一升半，小冷，分四服，日三夜一服，止，停后服。

语译

病人平素有里热壅滞，邪热损伤津液，在呕吐后更加损伤津液，因而出现口渴想要大量喝水的，用文蛤汤（清里热，祛表邪）治疗。兼能治疗微感风寒、脉紧而头痛的症状。

将以上7味药，用水6升，煮取2升，温服1升，有汗出则病情可以痊愈。

病人平素脾胃虚弱，水饮内停于胃，导致胃气上逆而干呕，呃逆，吐清涎，此证水饮邪气较轻，故应用半夏干姜散（温胃化饮，降逆止呕）治疗。

将以上2味药，捣为散剂，取方寸匕，以浆水1.5升，煎取7合，1次服用。

病人自觉胸中难受，好像要气喘却又不喘，想要呕吐但又不吐，想要呃逆又不呃逆，感觉胸中十分烦闷，但又无可奈何的，应当服用生姜半夏汤治疗。

将以上2味药，用水3升，煮半夏取2升，加入生姜汁，煮取1.5升，等待药液稍凉后，分4次服，白天3次，夜晚1次，症状消失后则应当停药。

干呕，哕，若手足厥者，橘皮汤主之。

橘皮汤方

橘皮四两　生姜半斤

上二味，以水七升，煮取三升，温服一升，下咽即愈。

哕逆者，橘皮竹茹汤主之。

橘皮竹茹汤方

橘皮二斤　竹茹二升　大枣三十枚　生姜半斤　甘草五两　人参一两

上六味，以水一斗，煮取三升，温服一升，日三服。

病人平素因寒邪客于脾胃，胃气上逆，因而出现干呕，呃逆；由于阳气被遏，不能布达于四肢，故手足逆冷的，应当服用橘皮汤（理气散寒，和胃降逆）治疗。

将以上2味药，用水7升，煮取3升，温服1升。服药后，则病可以痊愈。

病人平素因脾胃虚弱兼又夹杂邪热，导致胃失和降，胃气上逆，因而出现呃逆，应当服用橘皮竹茹汤（清热理气，和胃降逆）治疗。

将以上6味药，用水1斗，煮取3升，每次温服1升，1日3次。

 17-5

　　夫六腑气绝于外
者，手足寒，上气，脚
缩，五脏气绝于内者，
利不禁，下甚者，手足
不仁。

　　下利脉沉弦者，下
重；脉大者，为未止；
脉微弱数者，为欲自
止，虽发热不死。

　　下利，手足厥冷，
无脉者，灸之不温，若
脉不还，反微喘者，
死。

　　少阴负趺阳者，为
顺也。

　　下利，有微热而
渴，脉弱者，今自愈。

　　下利脉数，有微
热，汗出，今自愈；设
脉紧，为未解。

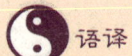 语译

　　六腑的精气衰竭于外，就会出现
四肢冰冷，逆气上冲，双脚挛缩；五
脏的精气衰竭于内，就会出现腹泻不
止，严重的甚至手足麻木不仁。

　　患下利病，出现沉弦的脉象，就
会出现里急后重；出现大脉的，表示
腹泻尚未停止；脉象微弱而数的，表
示腹泻将自行停止，虽然发热，但不
会死亡。

　　患下利病，如果手足逆冷，无脉
的，用灸法治疗后，如果手脚不能变
温，脉象不能恢复，反而出现微喘
的，属于死证。

　　如果少阴脉比趺阳脉弱小的，属
于顺证。

　　患下利病，如果全身轻度发热而
口渴、脉弱的，病情将会自行痊愈。

　　患下利病，出现数脉，如果身体
微微发热而出汗的，病情将会自行痊
愈；如果出现紧脉，表示病情尚未缓
解。

重点说明

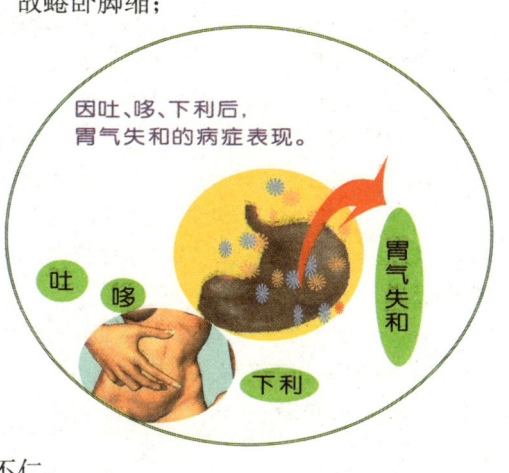

本段说明病人因呕吐、哕、下利后，脏腑虚绝的病症表现。

　　病人因吐、哕、下利后，胃阳虚衰，胃气失于和降；不能通达于四肢，故手足寒冷；

　　由于筋脉失于温熙，故蜷卧脚缩；

　　由于胃阳虚衰，导致上焦宗气亦随之不足，故上气喘促；

　　由于脾虚失运，清气下陷，故下利不禁；

　　如果久病及肾，导致肾阳虚衰，则下利更甚；

　　如果下利太过，严重损伤阴液，阴液不能濡养筋脉，故麻木不仁。

因吐、哕、下利后，胃气失和的病症表现。

吐　哕　下利　胃气失和

本段说明阴寒下利后，阳气是否恢复的脉证变化。

　　如果虚寒下利后而出现数脉，兼有微热、汗出的，表示阳气有余，病情即将痊愈；

　　如果虚寒下利后而出现紧脉，表示阳气尚未恢复，阴寒仍旧充盛，病情仍未解。

下利，脉数而渴者，今自愈；设不差，必圊脓血，以有热故也。

下利，脉反弦，发热身汗者，自愈。

下利气者，当利其小便。

下利，寸脉反浮数，尺中自涩者，必圊脓血。

下利清谷，不可攻其表，汗出必胀满。

下利，脉沉而迟，其人面少赤，身有微热，下利清谷者，必郁冒，汗出而解，病人必微厥。所以然者，其面戴阳，下虚故也。

下利后脉绝，手足厥冷，晬时脉还，手足温者生，脉不还者死。

患下利病，出现数脉，而又口渴的，病情将会自行痊愈；如果病情不愈的，必然会下利脓血，这是因为有邪热壅积的缘故。

患下利病，出现弦脉，兼有发热，身上出汗的，表示病情将会自行痊愈。

患下利病，而又频频放屁的，应当用利小便法治疗。

患下利病，寸部反而出现浮数的脉象，同时尺部脉涩的，大便时必定带有脓血。

病人腹泻，大便完谷不化，不可用发汗法，否则，出汗后必然会导致腹部胀满。

患下利病，出现沉迟的脉象，面色微红，轻度发热，泻下不能消化的食物，必然会发生眩晕，如果汗出则病情将会痊愈。如果病情不愈的，一定会出现四肢轻度发凉，这是因为阴寒充盛于下，导致浮阳上越的缘故。

病人下利后，脉搏消失断绝，手脚冰凉，经过一昼夜以后，如果脉象还能复出，手脚转为温暖的，则可以治疗；如果脉象不能复还的，属于死证。

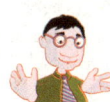

本段说明阴寒下利后，根据口渴的轻重来判断阳气是否回复。

如果虚寒下利后而出现数脉，口微渴而不欲多饮，表示阳气来复；

如果虚寒下利后出现数脉，但口渴严重的，表示为大肠湿热。由于湿热蕴积于大肠，导致大肠传导失司，淤血壅滞，当湿热损伤肠道血络后，将会出现下利脓血。

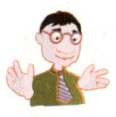

本段说明阴寒下利后，根据脉象的变化来判断阳气是否回复。

阴寒下利属于里证，里证应当兼有沉脉，如今反而出现弦脉，以及发热出汗的，表示阳气来复。

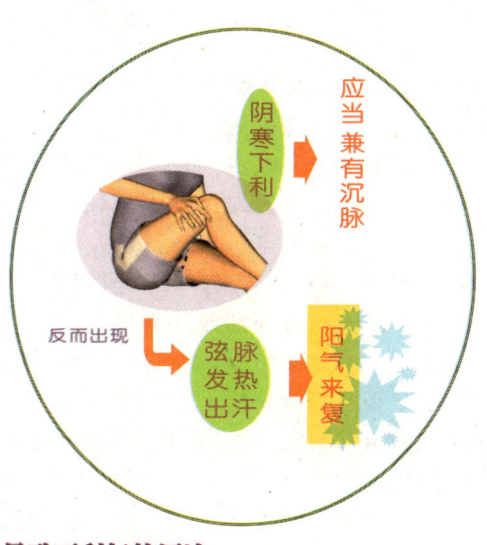

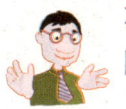

本段说明水湿阻遏脾胃气机，导致下利气的证治。

下利气：指下利时，伴随有频频的屁气。

此证是因水湿阻遏脾胃气机，胃气壅阻于内，当下利时，胃气随着屎粪外泄，故下利气。

此时应以利小便法健脾利湿、使小便利，大便实，则屁气可消。

215

 17-7

下利，腹胀满，身体疼痛者，先温其里，乃攻其表。温里宜四逆汤，攻表宜桂枝汤。

四逆汤方，方见上

桂枝汤方

桂枝三两，去皮 芍药三两 甘草二两，炙 生姜三两 大枣十二枚

上五味，咬咀，以水七升，煮火煮取三升，去滓，适寒温服一升，服已须臾，啜稀粥一升，以助药力，温覆令一时许，遍身漐漐微似有汗者，益佳，不可令如水淋漓，若一服汗出病差，停后服。

下利三部脉皆平，按之心下坚者，急下之，宜大承气汤。下利脉迟而滑者，实也，利未欲止，急下之，宜大承气汤。下利脉反滑者，当有所去，下乃愈，宜大承气汤。

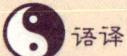 语译

患下利病，由于脾胃虚寒，导致腹部胀满，身体疼痛的，属于表里同病，应当先用温药治其里，之后再治其表。温里用四逆汤；治表用桂枝汤。

将以上5味药捣碎，用水7升，小火煮取3升，去药渣，等药液温度适时服1升，过一会儿，再喝稀粥1升，以帮助药力。盖被取暖使身体微微出汗，但不能大汗淋漓、发汗太过。如果服药后汗出病愈，就必须停药。

患下利病，寸关尺三部的脉象都平和，表示并不是虚寒证；用手按压心窝部感觉坚硬的，表示有实热积滞于肠胃，立即用泻下药物攻下，应当服用大承气汤治疗。

患下利病，出现迟滑的脉象，属于实证，如果下利不能停止的，表示有宿食实热停滞不去，立即用泻下药物攻下，应当服用大承气汤治疗。

患下利病人，反而出现滑脉，表示宿食积滞于内所致，用泻下法，则病可痊愈，应当服用大承气汤治疗。

下利已差，至其年月日时复发者，以病不尽故也，当下之，宜大承气汤。

患下利病而已经痊愈，但每年到了初次发病时又复发的，表示病邪并未完全根除的缘故，用泻下药攻下，应当服用大承气汤治疗。

下利谵语者，有燥屎也，小承气汤主之。

小承气汤方

大黄四两　厚朴二两，炙　枳实大者三枚，炙

上三味，以水四升，煮取一升二合，去滓，分温二服，得利则止。

患下利病，出现胡言乱语，表示有实热积滞，肠内有燥屎内结未除，应当服用小承气汤治疗。

将以上3味药，用水4升，煮取1升2合，去药渣，分2次温服。大便通利后则应停止服药。

下利便脓血者，桃花汤主之。

桃花汤方

赤石脂一斤，一半剉，一半筛末　干姜一两　粳米一升

上三味，以水七升，煮米令熟，去滓，温服七合，内赤石脂末方寸匕，日三服，若一服愈，余勿服。

患虚寒下利病，大便带脓血的，表示为脾阳不足，气不固摄所致，应当服用桃花汤（温摄固脱）治疗。

将以上3味药，用水7升，煮米熟，去药渣，待稍温后，取7合加入赤石脂药末方寸匕，1日3次服。如果病情痊愈的，剩余的药物就不要再服。

 17—8

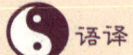 语译

热利下重者，白头翁汤主之。

白头翁汤方

白头翁二两　黄连　黄柏　秦皮各三两

上四味，以水七升，煮取二升，去滓，温服一升，不愈更服。

下利后更烦，按之心下濡者，为虚烦也，栀子豉汤主之。

栀子豉汤方

栀子十四枚　香豉四合，绵裹

上二味，以水四升，先煮栀子，得二升半，内豉，煮取一升半，去滓，分二服，温进一服，得吐则止。

下利清谷，里寒外热，汗出而厥者，通脉四逆汤主之。

通脉四逆汤方

附子大者一枚，生用　干姜三两，强人可四两　甘草二两，炙

上三味，以水三升，煮取一升二合，去滓，分温再服。

患湿热腹泻，由于湿热阻滞气机，肠腑传导失司，通降不利，因而肛门重坠的，应当服用白头翁汤（清热除湿，凉血解毒）治疗。

将以上4味药，用水7升，煮取2升，去药渣，温服1升，如果病情未改善则应再服。

病人患下利后，由于热邪内扰，因而虚烦不安，用手按压心窝部时感觉柔软，表示并无有形的实邪停滞，属于虚烦，应当服用栀子豉汤（清热除烦）治疗。

将以上2味药，用水4升，先煮栀子，得2.5升，加入香豉，煮取1.5升，去药渣，分2次服，温服1次，如果出现呕吐就应当停药。

病人出现水样腹泻，夹杂有不能消化的食物，表示脾肾阳虚，阴寒内盛，不能腐熟所致，因而体内有寒，体外有热，如果出汗后而四肢冰凉的，属于阴盛格阳的症候，应当服用通脉四逆汤（温经回阳）治疗。

将以上3味药，用水3升，煮取1升2合，去药渣，分2次温服。

下利肺痛，紫参汤主之。

紫参汤方

紫参半斤　甘草三两

上二味，以水五升，先煮紫参，取二升，内甘草，煮取一升半，分温三服。

气利，诃梨勒散主之。

诃梨勒散方

诃梨勒十枚，煨

上一味，为散，粥饮和，顿服。

病人腹泻而感到肺部疼痛的，由于肺与大肠相互为表里脏腑，属于大肠湿热传变至肺所致，应当服用紫参汤治疗。

《本草经》：紫参，味苦辛寒，主心腹积聚，寒热邪气，通九窍，利大小便，一名牡蒙。

将以上2味药，用水5升，先煮紫参取2升，加入甘草，煮取1.5升，分3次温服。疑非仲景方。

病人腹泻下利，大便随屎气而排出的，脾胃虚寒，气机下陷，不能固摄所致，应当服用诃梨勒散（温涩固脱，涩肠止利）治疗。

气利：指下利滑脱，大便随屎气排出。

将药物研为细末，用米粥调和，一次服用。疑非仲景方。

 **18-1**

 语译

诸浮数脉，应当发热，而反洒淅恶寒，若有痛处，当发其痈。

各类属于浮数的脉象，应当要兼有发热的症状，但是病人却反而怕冷，像被冷水浇在身上一般，如果身体某处疼痛，表示此处即将要形成痈肿。

师曰：诸痈肿，欲知有脓无脓，以手掩肿上，热者为有脓；不热者为无脓。

老师说：要分辨各种痈肿是否有脓的方法，是将手按在患处上，有热感的，表示有脓；没有热感的，表示无脓。

肠痈之为病，其身甲错，腹皮急，按之濡，如肿状，腹无积聚，身无热，脉数，此为肠内有痈脓，薏苡附子败酱散主之。

患肠痈病，出现全身肌肤粗糙得像鳞甲一般，腹部皮肤拘急，按压时则柔软好像肿胀一般，但并无积聚肿块，同时身体不发热却兼有数脉，这是因为肠内有痈脓的缘故，应当服用薏苡附子败酱散治疗。

薏苡附子败酱散方
薏苡仁十分　附子二分　败酱草五分
上三味，杵为末，取方寸匕，以水二升，煎减半，顿服，小便当下。
药后，小便应当通利。

将以上3味药，捣为药末，取方寸匕，用水2升，煎煮减为1升，一次服下。服药后，小便应当通利。

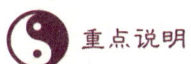

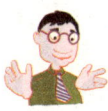 　　如果外感风寒邪气，出现浮数脉，应当兼有发热，但恶寒的现象不会太明显。如今反而出现明显的恶寒，这是因为风寒邪气阻遏卫气，卫气不能行于肌表的缘故；

　　由于营血凝滞于经脉之中，化热肉腐，因此出现痛处不移，甚至有红肿热痛的症候。

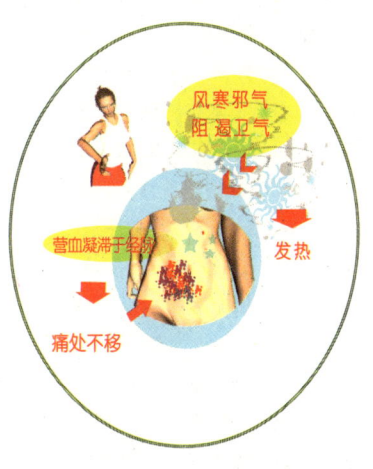

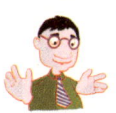 **肠痈脓已形成的病机。**

　　由于气血郁滞难行，故身甲错；

　　由于营血积聚于肠内，故腹皮紧张拘急；

　　当肠痈脓形成后，腹皮虽然紧张，但却没有明显的积块坚实感，故按之柔软；

　　由于脓已形成，热毒聚结于局部，邪热不再外散，故体表不发热；

　　由于热毒聚结，导致气血俱伤，故脉数而无力。

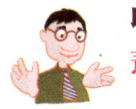 **此证是因热毒痈结于肠，形成脓痈，但尚未溃，方剂为：**

薏苡附子败酱散

　　方中薏苡仁甘淡微寒，利湿排脓；败酱草苦寒，泻闭郁之热。

　　附子辛温，使阴寒得解，血得温则行，肉得温则长。

　　三味相伍，以奏清热排脓而不伤阳气，温阳扶正而不助毒热，故热清毒解，血行脓去，新肌再生，肠痈则愈。

肠痈者，少腹肿痞，按之即痛如淋，小便自调，时时发热，自汗出，复恶寒。其脉迟紧者，脓未成，可下之，当有血。脉洪数者，脓已成，不可下也，大黄牡丹汤主之。

大黄牡丹汤方

大黄四两　牡丹一两　桃仁五十个　瓜子半升　芒硝三合

上五味，以水六升，煮取一升，去滓，加芒硝，再煎沸，顿服之，有脓当下，如无脓，当下血。

问曰：寸口脉浮微而涩，法当亡血，若汗出，设不汗者云何？

答曰：若身有疮，被刀斧所伤，亡血故也。

病金疮，王不留行散主之。

王不留行散方

王不留行十分八月八日采　蒴藋细叶十分七月七日采　桑根白皮十分三月三日采　甘草十八分　川椒三分　黄芩二

患肠痈病，少腹部肿胀痞硬，按压时疼痛牵引到阴部，像淋病一般，小便正常，时常发热，自汗出，又怕冷。如果出现迟而紧的脉象，表示痈脓尚未形成，应当用泻下法治疗。服药后，大便应当出现黑色，表示淤血由大便排出。如果脉象洪数的，则表示痈脓已经形成，就不能用泻下法，应当服用大黄牡丹汤治疗。

将以上5味药，用水6升，煮取1升，去药渣，加芒硝，再煮沸，1次服下，如果有脓则会从大便排出；如果无脓，则会从大便排除淤血。

有人问：如果寸口部出现浮微而涩的脉象，原本应当出现吐血、下血等失血，以及汗出的症候，如果没有出汗，这是什么原因呢？

答：这是因为身上有金疮，是被刀斧砍伤而失血的缘故。

治疗被刀斧等所伤所致的金疮病，应当服用王不留行散治疗。

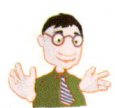 **此证是因热毒壅结于肠，形成脓痈，虽未溃，但病证较重者，方剂为：大黄牡丹汤（泻下散结）**

由于热毒结聚于少腹肠中，故少腹肿痞；

由于气血淤阻不通，脓痈属于实证，故按之则痛剧，并且疼痛可放射至前阴部，如同淋病一样，由于病位在肠而未并及于膀胱，故小便自调；

由于热毒与正气交争，邪热蒸灼营血，故时时发热、汗自出；

由于营血积聚于肠内，卫气不能畅行于外，加上汗出表气更虚，故恶寒。

方中大黄能泻下淤血恶血；

丹皮、桃仁，能凉血化淤，配伍大黄更能清血分之热；

瓜子能排脓散痈去积；

芒硝，能软坚除热，排脓去积。

诸药合用有泻下瘀结热积的作用，用于肠痈实热壅结的急证。

少腹肿痞

热毒结聚肠中

气血淤阴不通

按之则痛剧

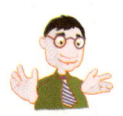 浮微脉，属于浮而无力的症候，主气虚；

涩脉，属于脉浮无力而不流利，主阴血不足。

因此，寸口脉浮微而涩，表示气虚，阴液、血液亏损不足。

 18-3

分 干姜二分 芍药二
分 厚朴二分
　　上九味，桑根皮
以上三味烧灰存性，勿
令灰过，各别杵筛，合
治之为散，服方寸匕。
小疮即粉之，大疮但服
之，产后亦可服。如风
寒，桑根勿取之，前三
物皆阴干百日。

　　附方：
　　排脓散方
　　枳实十六枚　芍药
六分　桔梗二分
　　上三味，杵为散，
取鸡子黄一枚，以药散
与鸡子黄相等，揉和令
相得，饮和服之，日一
服。
　　排脓汤方
　　甘草二两　桔梗三
两　生姜一两　大枣十枚
　　上四味，以水三
升，煮取一升，温服五
合，日再服。
　　浸淫疮，从口流向
四肢者，可治；从四肢
流来入口者，不可治。
　　浸淫疮，黄连粉主
之。

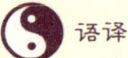 语译

　　将以上9味药，王不留行、蒴藋
细叶、桑根白皮烧灰存性，不要使灰
烧得过度，再将其他药物分别捣末过
筛，混合制成散剂，每次服方寸匕，
治疗小疮可以外敷，治疗大疮则应内
服，产后也可服用。如果外感风寒，
则不要用桑根白皮。前3味药都要阴
干100天。

　　附方：
　　将以上3味药，捣为散剂，取鸡
子黄1枚，将药物与鸡子黄等量混
和，加水服用，每日1次。

　　将以上4味药，用水3升，煮取1
升，每次温服5合，1日2次。
　　患浸淫疮(即黄水疮)，如果从口
部蔓延到四肢的（由内向外），可以
治疗；如果由四肢向口部发展的（由
外向内），不容易治疗。
　　患浸淫疮病，应当服用黄连粉治
疗。

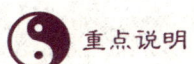
重点说明

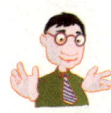

治疗金疮的方剂：王不留行散

方中王不留行：行血止血，通经镇痛；

蒴藋细叶：入血分而止血；

甘草、芍药：缓急止痛；

干姜、川椒：温运血脉以恢复气血；

桑根白皮：续绝脉，愈伤口；

黄芩：清热；

厚朴：行气滞。

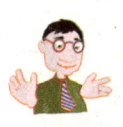

本证为热毒淤滞于内，脓将成而未成，热毒较盛之证。故以本方排脓化毒。

治疗疮痈脓将成而未成的方剂：排脓散

枳实：苦寒，能理气而除郁热；

桔梗：开提肺气，排脓；

芍药：通血脉除血痹；

鸡子黄：滋阴润血。

19-1

师曰：病跌蹶，其人但能前，不能却，刺腨入二寸，此太阳经伤也。

病人常以手指臂肿动，此人身体𥆧𥆧者，藜芦甘草汤主之。

藜芦甘草汤方：未见

转筋之为病，其人臂脚直，脉上下行，微弦，转筋入腹者，鸡屎白散主之。

鸡屎白散方

鸡屎白

上一味，为散，取方寸匕，以水六合，和，温服。

阴狐疝气者，偏有大小，时时上下，蜘蛛散主之。

蜘蛛散方

蜘蛛十四枚，熬焦 桂枝半两

上二味，为散，取八分一匕，饮和服，日再服，蜜丸亦可。

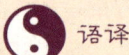

语译

老师说：患跌蹶病，病人只能向前行走，不能往后退，可取小腿肚的穴位用针灸来治疗，针刺2寸深，这是因为太阳经遭受损伤的缘故。

病人经常出现手指与臂部肿胀抽动，并且身体筋肉跳动的，应当服用藜芦甘草汤治疗。

患转筋病，症状表现为：病人的四肢强直，脉象直上直下、微弦，转筋牵引到腹部的，应当服用鸡屎白散治疗。

将药物捣为散剂，取方寸匕，用水6合，调和温服。

患阴狐疝气病，两侧阴囊一边大，一边小，有时在上面，有时在下面，应当服用蜘蛛散治疗。

将以上2味药，捣为散剂，取8分1匕，加水调和服用，1日2次。也可以做成蜜丸。

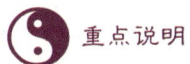

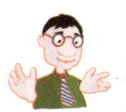 **跌蹶病，指足背僵硬、行动障碍的一种疾病。病人表现为只能向前行，而不能向后退却。**

人体的经脉，阳明经循行身体的前侧，太阳经循行身体后侧，如果太阳经受损，则会出现牵引不利的跌蹶病症状。

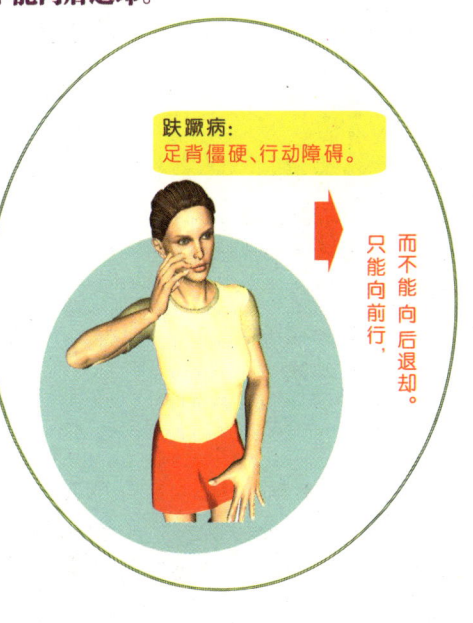

跌蹶病：
足背僵硬、行动障碍。

而不能向后退却。
只能向前行，

黎芦甘草汤

此证主要是因痰涎停滞于胸膈，阻滞经络气血，导致手足项背牵引疼痛，痛处游走不定。

手指臂肿动，表现为手指臂部关节肿胀、震颤、身体肌肉微微跳动。

痰饮停滞于肌表，则肿胀；

风邪伤于经络，则身体肌肉跳动。

治疗风痰的方剂：黎芦甘草汤

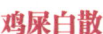 **鸡屎白散**

此证的转筋则是因湿浊化热伤阴所致。

转筋，俗称抽筋，是一种筋脉挛急，症状表现为四肢拘牵作痛，尤以下肢小腿较常见，严重时可以从两腿牵引小腹作痛，称为转筋入腹。

转筋常出现于霍乱、吐泻严重的病例。主要病因为阴液损耗过多，筋脉失去濡养所致。

治疗湿浊化热转筋的方剂：鸡屎白散

问曰：病腹痛有虫，其脉何以别之？

师曰：腹中痛，其脉当沉，若弦，反洪大，故有蛔虫。

蛔虫之为病，令人吐涎，心痛，发作有时，毒药不止，甘草粉蜜汤主之。

甘草粉蜜汤方

甘草二两 粉一两 蜜四两

上三味，以水三升，先煮甘草，取二升，去滓，内粉、蜜，搅令和，煎如薄粥，温服一升，差即止。

蛔厥者，当吐蛔，令病者静而复时烦，此为脏寒，蛔上入膈，故烦；须臾复止，得食而呕，又烦者，蛔闻食臭出，其人当自吐蛔。

有人问：患腹痛病，如何根据脉象来分辨是一般的腹痛，还是由寄生虫所引起的腹痛？

老师回答：一般性腹痛应当出现沉弦的脉象，如果反而出现洪大的脉象，表示由蛔虫所引起。

患蛔虫病，口吐清水，心窝部疼痛，发作有一定的时间，用杀虫药治疗而无效的，应当服用甘草粉蜜汤治疗。

将以上3味药，用水3升，先煮甘草取2升，去药渣，加入粉、蜜，搅和均匀，煎如薄粥，温服1升，病情痊愈后则应当停药。

患蛔厥病的人，应当吐出蛔虫，如今病人安静而又时常烦躁，表示内脏虚寒，蛔虫上入于胸膈，因此烦躁；等过一会儿则烦躁就会停止；如果进食后就呕吐，又发烦的，这是因为蛔虫闻到饮食的气味后上窜，导致病人自行吐出蛔虫。

蚘厥者，乌梅丸主之。

乌梅丸方

乌梅三百个　细辛六两　干姜十两　黄连一斤　当归四两　附子六两，炮　川椒四两，去汗　桂枝六两　人参黄柏各六两

上十味，异捣筛，合治之，以苦酒渍乌梅一宿，去核，蒸之五升米下，饭熟捣成泥，和药令相得，内臼中，与蜜杵二千下，丸如梧子大，先食饮服十九，日三服，稍加至二十九。

禁生、冷、滑、臭等食。

患蚘厥病，应当服用乌梅丸治疗。

将以上10味药，分别捣细末过筛，混合均匀，用醋泡乌梅一夜，去核，蒸5升米，饭熟捣为泥，与药混合，放入臼中，与蜜共捣2 000下，做成丸如梧子大小，饭前饮服10丸，1日3次，再逐渐增加到20丸。

禁忌：禁生、冷、滑、臭等食物。

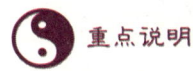 重点说明

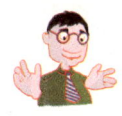 **治蚘厥病，目前以西药的疗效较为显著，故不再多作论述。**

20. 妇人妊娠病脉证并治第二十

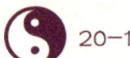 **20-1**

师曰：妇人得平脉，阴脉小弱，其人渴，不能食，无寒热，名妊娠，桂枝汤主之。

于法六十日当有此证，设有医治逆者，却一月加吐下者，则绝之。

妇人宿有症病，经断未及三月，而得漏下不止，胎动在脐上者，为症痼害。妊娠六月动者，前三月经水利时，胎也。下血者，后断三月衃也。所以血不止者，其症不去故也，当下其症，桂枝茯苓丸主之。

桂枝茯苓丸方

桂枝　茯苓　牡丹，去心　桃仁，去皮尖，熬　芍药各等份

上五味，末之，炼蜜和丸如兔屎大，每日食前服一丸。不知，加至三丸。

语译

老师说：妇人出现平和的脉象，只有尺部的脉象稍弱，口渴，不能进食，没有恶寒发热，这是妊娠的反应，应当服用桂枝汤治疗。

通常在妊娠60天左右时会出现这些症状，如果因为医生误治，病情延误1个月而出现上吐下泻的，应当停止用药。

妇人平素患有积病，停经不足3个月，出现子宫出血断续不止，自觉在脐上有胎动的，这是由于积病造成的。如果在停经前3个月的月经正常，停经6个月后才感觉胎动，才是为胎儿。假如停经前3个月，月经一直紊乱，在停经后3个月，又出现漏下晦暗的淤血，这是积病而不是胎儿。之所以会出血不止，是因为积病未除的缘故，应当用泻下法攻其积，以桂枝茯苓丸治疗。

将以上5味药，研细末，炼蜜和丸如兔屎大小，每日饭前服1丸。如果效果不明显，可增加至3丸。

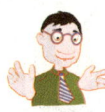 **孕妇于妊娠初期会出现营卫不和、形寒不舒等症候，属于妊娠反应。**

症状表现为口失濡润，故口渴；肝失濡养，疏泄失调，故不能食；

身体未出现寒热现象，表示并末感受外邪。

此时应当用桂枝汤来调和阴阳营卫。

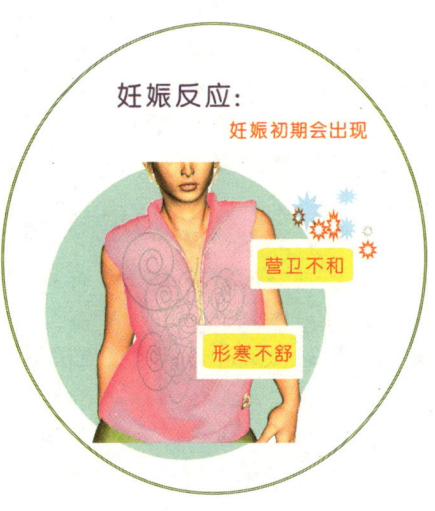

妊娠反应：

妊娠初期会出现

营卫不和

形寒不舒

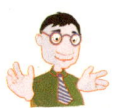 **妊娠与症病的区别。**

妊娠：停经前3个月经水正常，妊娠6个月时，出现胎动，并且腹皮柔软的，表示为妊娠。

症病：停经前3个月经水不正常，停经3个月后又出现下血，小腹坚实而有块或痛的，表示为淤血内结的症病。

治疗妇女症病的方剂：桂枝茯苓丸

桂枝：温阳化气，和营通脉；

茯苓：健脾化湿，引湿下行；

桃仁、丹皮：破恶血，清血热；

芍药：滋阴润燥。

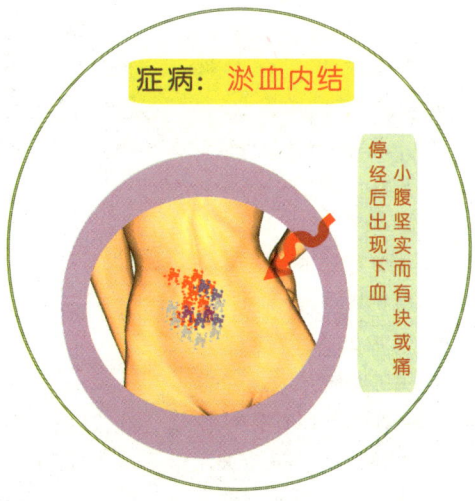

症病：淤血内结

停经后出现下血

小腹坚实而有块或痛

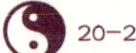 20-2

妇人怀娠六七月，脉弦发热，其胎愈胀，腹痛恶寒者，少腹如扇，所以然者，子脏开故也，当以附子汤温其脏。

师曰：妇人有漏下者；有半产后因续下血都不绝者；有妊娠下血者，假令妊娠腹中痛，为胞阻，胶艾汤主之。

芎归胶艾汤方

一方加干姜一两。胡氏治妇人胞动，无干姜

川芎 阿胶 甘草各二两 艾叶 当归各三两 芍药四两 干地黄六两

上七味，以水五升，清酒三升，合煮取三升，去滓，内胶，令消尽，温服一升，日三服。不差，更作。

妇人怀娠，腹中疠痛，当归芍药散主之。

当归芍药散方

当归三两 芍药一斤 茯苓四两 白术四两 泽泻半斤 川芎半斤

上六味，杵为散，取方寸匕，酒和，日三服。

语译

妇人怀孕至六七个月时，出现脉弦、发热，自觉腹胀加重，腹部疼痛，怕冷，少腹部好像被扇子扇风一般寒冷，这是因为子宫大开的缘故，应当服用附子汤温暖子宫。

老师说：妇人子宫出血，通常会有3种情况：一是月经淋漓不断地下血；二是小产后出血不止；三是怀孕期间阴道出血。如果怀孕后又出现腹部疼痛的，属于胞阻病，应当服用胶艾汤治疗。

将以上7味药，用水5升，清酒3升，混合煮取3升，去药渣，加入阿胶融化，每次温服1升，1日3次。病不愈则应再服。

妇人怀孕后，出现腹中拘急，绵绵而痛的，应当服用当归芍药散治疗。

将以上6味药，捣为散剂，取方寸匕，用酒调和，1日3次服。

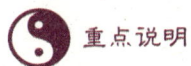 重点说明

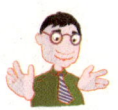 **治疗妇女妊娠腹痛、阳虚有寒的方剂：附子汤**

妇女妊娠至六七月，胎儿渐大，如果孕妇平素阳虚，阳虚则阴寒内盛，故出现子宫寒冷、喜热畏寒，甚至泄泻等症状。

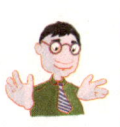 **妇人3种下血证：漏下、半产后下血不断、妊娠下血兼有腹痛；这3种下血证主要是由于寒气凝滞，导致冲、任脉亏损所致。**

治疗妇女崩漏下血的方剂：胶艾汤

阿胶：养血止血；
艾叶：温经止血；
当归、川芎、干地黄、芍药：养血调经；
甘草：调中益气；
清酒：引药入于血脉。

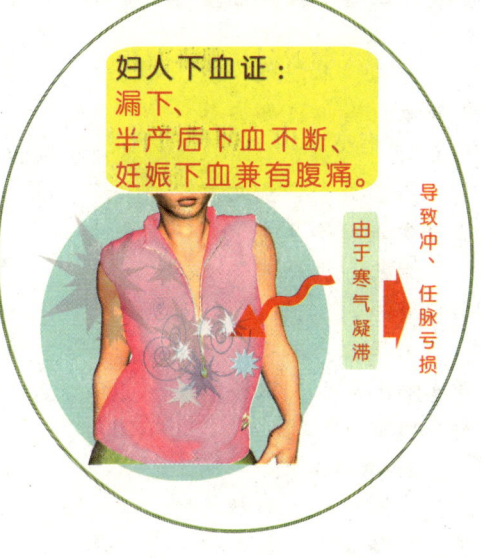

妇人下血证：
漏下、
半产后下血不断、
妊娠下血兼有腹痛。

由于寒气凝滞

导致冲、任脉亏损

此证是妇女妊娠时因肝脾不和所引起的腹痛。

胎儿为孕妇气血所养，如果孕妇的肝气不舒，则气血运行不畅；脾不健运，则湿浊内生；肝脾不和，胎失所养，故腹中疼痛。

治疗妇女妊娠腹痛的方剂：当归芍药散

当归、川芎：补血柔肝；芍药：养血舒肝、舒缓经脉止痛；
白术：健脾燥湿；
茯苓、泽泻：渗湿泄浊。

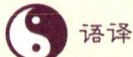 20-3

妊娠呕吐不止，干
姜人参半夏丸主之。

干姜人参半夏丸方
干姜　人参各一两
半夏二两
上三味，末之，以
生姜汁糊为丸，如梧桐
子大，饮服十丸，日三
服。

妊娠，小便难，饮
食如故，当归贝母苦参
丸主之。

当归贝母苦参丸方
（男子加滑石半两）
当归　贝母　苦参
各四两
上三味，末之，炼
蜜丸如小豆大，饮服三
丸，加至十丸。

妊娠有水气，身
重，小便不利，洒淅恶
寒，起即头眩，葵子茯
苓散主之。

葵子茯苓散方
葵子一斤　茯苓三
两
上二味，杵为散，
饮服方寸匕，日三服，
小便利则愈。

语译

如果妇人怀孕呕吐不止的，应当
服用干姜人参半夏丸治疗。

将以上3味药，研细末，用生姜
汁调和，制成丸如梧桐子大小，每次
服10丸，1日3次。

如果妇人怀孕后，小便不通利，
饮食正常的，应当服用当归贝母苦参
丸治疗（男子加滑石半两）。

以上3味药，研细末，炼蜜为丸
如小豆大，每次服3丸，可逐渐加至
10丸。

妇人怀孕期间，头面遍身浮肿，
身体沉重，小便短少，怕冷，寒战像
是被水泼洒一般，站立时感到头晕，
应当服用葵子茯苓散治疗。

将以上2味药，捣为散，每次服
方寸匕，1日3次，小便通利，病情则
能痊愈。

234

 重点说明

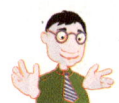 **此证是妇女妊娠时因脾胃虚寒，痰饮壅滞，导致气机上逆，呕吐多有清稀痰涎的恶阻。**

恶阻：指妇人妊娠后，出现恶心呕吐，喜爱食酸，不喜饮食，容易困倦欲卧等症状。

治疗妇女妊娠胃虚寒饮的方剂：干姜人参半夏丸方

半夏：降逆止呕；

人参：益气安胎；

干姜：温化寒饮。

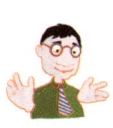 **此证是妇女妊娠时因血虚热郁，湿热内蕴于膀胱，导致膀胱气化不利所致的小便不利。**

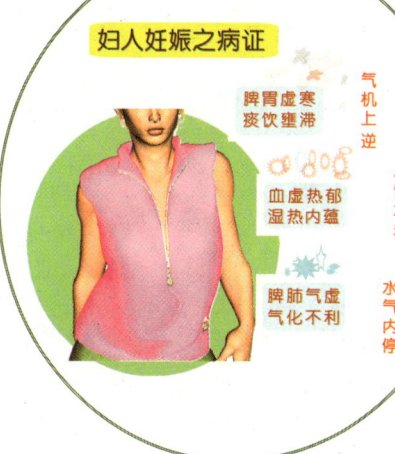

妇人妊娠之病证

脾胃虚寒 痰饮壅滞

气机上逆

血虚热郁 湿热内蕴

小便不利

脾肺气虚 气化不利

水气内停

治疗妇女妊娠小便艰难的方剂：当归贝母苦参丸

当归：养血补血；

贝母：润肺气，清水之上源；苦参：清热凉血，利下焦湿热。

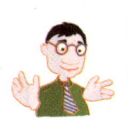 **此证是妇女妊娠时因脾肺气虚，气化不利，所引起的水气内停。**

由于水湿阻遏气机，阳气不能布达于肌表，故洒淅恶寒；

由于水湿壅滞于内，清阳不升，故起即头眩。

治疗妇女妊娠水气内停的方剂：葵子茯苓散

葵子：性滑利窍，行水；茯苓：利水渗湿健脾；

二药合用，主要在于利水湿，水湿去则阳气自通。

 20—4

妇人妊娠，宜常服
当归散主之。

当归散方

当归　黄芩　芍药
川芎各一斤　白术半斤

上五味，杵为散，
酒饮服方寸匕，日再
服。妊娠常服即易产，
胎无苦疾。产后百病悉
主之。

妊娠养胎，白术散
主之。

白术散方

白术　川芎　蜀椒
三分，去汗　牡蛎

上四味，杵为散，
酒服一钱匕，日三服，
夜一服。但苦痛，加芍
药；心下毒痛，倍加川
芎；心烦吐痛，不能食
饮，加细辛一两，半夏
大者二十枚。服之后，
更以醋浆水服之；若
呕，以醋浆水服之，复
不解者，小麦汁服之；

已后渴者，大麦粥
服之。病虽愈，服之勿
置。

 语译

妇人怀孕，应当经常服用当归
散。

将以上5味药，捣为散，用酒送
服方寸匕，1日2次服。怀孕后经常服
用此药，可以使生产顺利，胎儿无疾
病，对于产后各种疾病，都可用此方
治疗。

怀孕后，可以用白术散来养胎。

将以上4味药，捣为散，用酒送
服1钱匕，白天3次，夜晚1次服。如
果只出现腹痛的，加芍药；心窝处疼
痛的，增加川芎的用量；心烦，呕
吐，腹痛，不能进食的，加入细辛
一两，大的半夏20枚。服药后，再以
醋浆水送服；如果呕吐，用酸浆水饮
服，如果服后仍然呕吐不止的，再服
用小麦汁。

假如呕吐已经停止而口渴的，服
用大麦粥。如果病好转，仍然可以继
续服用此方。

 重点说明

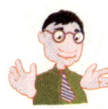 **当归散**

此证是妇女妊娠时因脾气虚弱、血虚湿热所引起的胎动不安。

妇女在妊娠以后，气血必须汇聚于冲任以孕养胎儿。如果脾气虚弱，则会导致水湿停聚，郁而化热，致使胎儿失于气血所养而引起胎动不安，表现为腰酸腹痛，下腹坠胀，或伴有少量阴道出血。

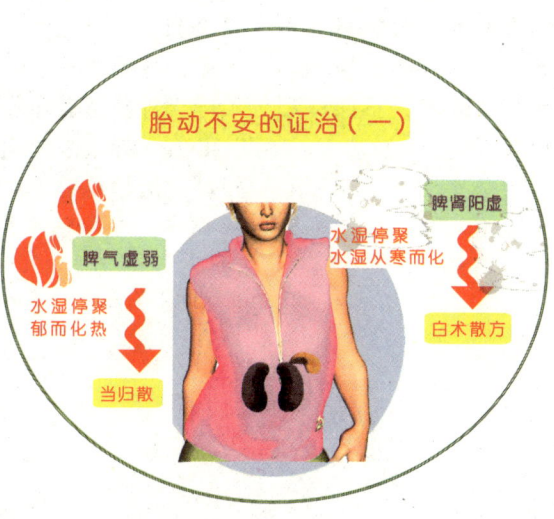

胎动不安的证治（一）

脾气虚弱

水湿停聚
郁而化热

当归散

脾肾阳虚

水湿停聚
水湿从寒而化

白术散方

治疗妇女妊娠脾气虚弱、湿热内生的方剂：当归散

当归散具有养血补肝，清除湿热，健脾益气的功效。

原文中"常服"，并不是指所有孕妇皆可常服本方，而是指脾气虚弱、湿热内生者才能适用。

当归、芍药：养血补肝；川芎：和血舒肝；

白术：健脾除湿；黄芩：清上焦邪热。

此证是妇女妊娠时因脾虚寒湿所引起的胎动不安。

此证是妇女妊娠时因平素脾肾阳虚，导致水湿停聚，水湿从寒而化所引起的胎动不安。

治疗妇女妊娠阳虚湿寒的方剂：白术散

白术：健脾除湿；川芎：和血舒肝；

蜀椒：温中散寒；牡蛎：镇逆固胎。

 20-5

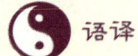 语译

妇人伤胎，怀身
腹满，不得小便，从腰
以下重，如有水气状，
怀身七月，太阴当养不
养，此心气实，当刺泻
劳宫及关元，小便激利
则愈。

如果妇人怀孕时伤胎，出现腹部
胀满，小便困难，腰以下沉重肿胀，
像患了水气病一样，这是因为怀孕7
个月时，手太阴心经当养胎而不养
胎，导致心气壅滞实满的缘故。此时
应当针灸劳宫与关元穴，泻掉壅实的
心气，如果小便能稍微通利，则病情
就会好转。

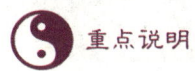
重点说明

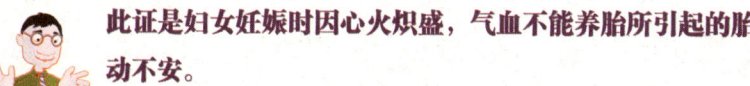
此证是妇女妊娠时因心火炽盛，气血不能养胎所引起的胎动不安。

妇女妊娠7月后，胎儿开始形成骨骼，主要是通过孕妇的手太阴心经所供养。

如果此时孕妇的心气盛实，心火容易损伤肺气，肺气虚损则不能通调水道，故不得小便；症状表现为腹满，从腰以下沉重，犹如水气一样。

治疗方法可以针灸劳宫与关元二穴，因劳宫为手太阴心经之井穴，针刺劳宫可泻心之实邪，而针灸关元则能行气利水，使小便通利。

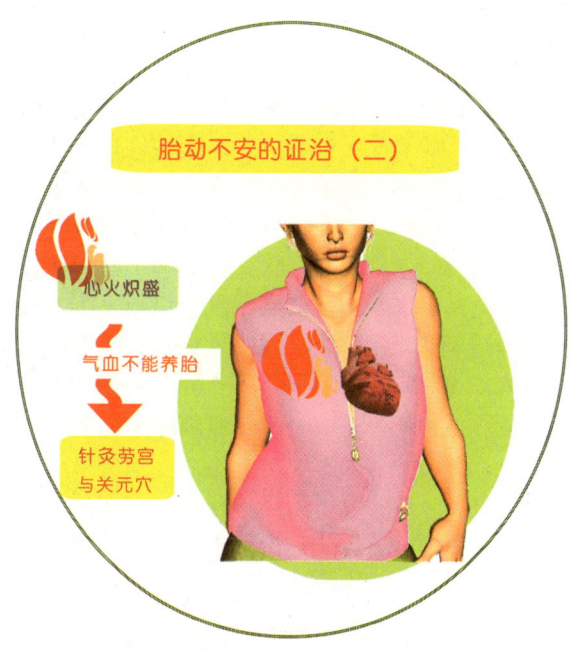

胎动不安的证治（二）

心火炽盛

气血不能养胎

针灸劳宫
与关元穴

21. 妇人产后病脉证治第二十一

问曰：新产妇人有三病，一者病痉，二者病郁冒，三者大便难，何谓也？

师曰：新产血虚，多汗出，喜中风，故令病痉；亡血复汗，寒多，故令郁冒；亡津液，胃燥，故大便难。

产妇郁冒，其脉微弱，呕不能食，大便反坚，但头汗出。所以然者，血虚而厥，厥而必冒，冒家欲解，必大汗出，以血虚下厥，孤阳上出，故头汗出。

所以产妇喜汗出者，亡阴血虚，阳气独盛，故当汗出，阴阳乃复。大便坚，呕不能食，小柴胡汤主之。

语译

有人问：刚生产后的妇女，通常会患3种病：一是痉病，二是郁冒，三是大便困难，这是什么原因呢？

老师回答：由于刚生产后血液亏虚不足，出汗又多，容易感受风邪而形成痉病；产后失血多，又因汗多亡阳，容易感受寒邪，所以形成郁冒；产后失血、汗多，严重耗损津液，导致胃中干燥，因此大便困难。

产妇患郁冒病，脉象微弱，呕吐，不能进食，大便反而坚硬，只有头部出汗，这些症状主要是由于产后血虚，血虚导致阳气逆上，阳气上逆则昏厥，如果能使全身汗出，则昏厥的症状就会缓解。由于血虚阴亏，阳气独盛，以致孤阳上出，挟着津液外泄，因此只有头部汗出。

产妇之所以会容易出汗，主要是由于阴亏血虚，阳气偏盛，治疗时必须使全身出汗，使过盛的阳气随汗而出，以调和阴阳。如果大便干结，呕吐，不能进食，应当服用小柴胡汤治疗。

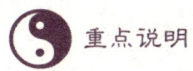 重点说明

妇女产后出现病痉、郁冒、大便难的病机。此3证的共同处为妇女产后导致亡血伤律，气血不足。

痉病： 妇女产后感受风邪，风为阳邪，容易化燥伤阴，又因误治汗出过多，导致筋脉失于濡养而发生挛急抽搐，角弓反张，口噤不开的痉病。

郁冒： 妇女产后感受寒邪，寒邪郁闭于内，导致阳气不能外达，逆而上冲，故生头昏目眩，郁闷不舒的郁冒病。

大便难： 妇女产后失血过多，严重损伤津液，津液不足以濡养肠胃，故大便难。

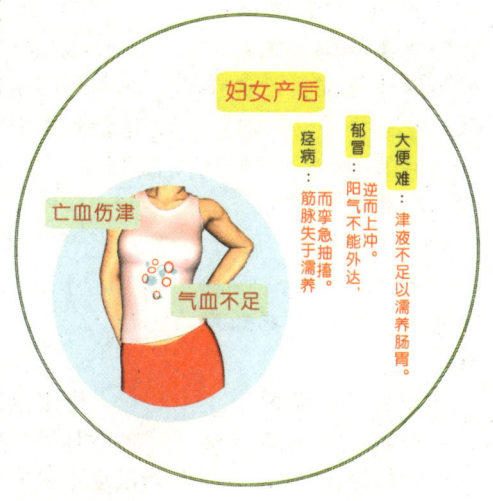

妇女产后

亡血伤津

气血不足

郁冒：阳气不能外达，逆而上冲。

痉病：而挛急抽搐，筋脉失于濡养。

大便难：津液不足以濡养肠胃。

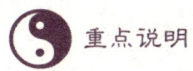 **此段说明妇女产后郁冒的病机。**

妇女产后由于失血过多，阴血亏虚不足，阴虚则阳气偏盛，偏盛之阳气上逆，故"但头汗出"。此时应当使用发汗法，使全身汗出，以减弱偏盛的阳气，使产妇恢复阴阳平衡的状态。

但须注意的是，妇女产后气血已经亏虚不足，如果再用汗法将会再次损伤气血，因此，只能用 **小柴胡汤** 来调和阴阳表里，而不致发汗过多。

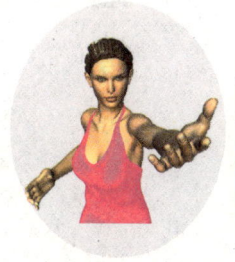

妇女产后气血已经亏虚不足，因此，只能用小柴胡汤来调和阴阳表里。

 21-2

病解能食，七八日更发热者，此为胃实，大承气汤主之。

产后腹中疞痛，当归生姜羊肉汤主之。并治腹中寒疝，虚劳不足。

当归生姜羊肉汤方：见寒疝中

产后腹痛，烦满不得卧，枳实芍药散主之。

枳实芍药散方

枳实，烧令黑，勿大过芍药等分

上二味，杵为散，服方寸匕，日三服，并主痈脓，以麦粥下之。

师曰：产妇腹痛，法当以枳实芍药散，假令不愈者，此为腹中有干血着脐下，宜下瘀血汤主之。亦主经水不利。

 语译

如果经用小柴胡汤治疗后，郁冒病缓解，也能进食，但过了七八天后又出现发热的，属于胃实证，应当服用大承气汤治疗。

妇人产后，腹中绵绵作痛，应当服用当归生姜羊肉汤治疗。此方还可以治疗腹中寒疝气痛，以及虚劳不足之证。

产后出现腹部疼痛，心烦，胸满，不能安卧的，用枳实芍药散治疗。

将以上2味药，捣为散，每次服方寸匕，1日3次。也可以治疗痈脓，以麦粥送服。

老师说：产妇腹部疼痛，原本应当用枳实芍药散治疗。如果服药后腹痛不能缓解，这是由于腹中有瘀血停滞于肚脐下部，应当服用下瘀血汤治疗。此方也可用于治疗瘀血所致的月经不调。

 重点说明

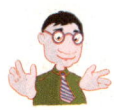 **此段说明妇女产后由郁冒转为胃实证的病机。**

产后郁冒病本有呕而不能食之症，经服小柴胡汤后，病已解，胃和呕止，并能饮食，这是病情好转的佳兆。

如果产后郁冒，服用小柴胡汤不愈，经过七八日后出现发热，这是由于热邪与食物相互搏结，故脘腹满痛，大便秘结，属于胃实证。

治疗由郁冒转为胃实证的方剂：大承气汤

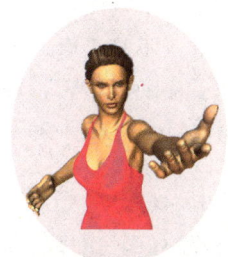

大承气汤属于峻猛的攻下剂。妇女产后原本气血已经虚弱，一般不宜攻下。但此证已经形成里实，必须立即攻下才能遏制病势，故不可墨守成规而贻误病机。

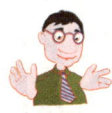 **妇女妊娠病与产后病均会出现腹中疼痛。**

如果产后因血虚里寒所引起的疼痛，应当用当归生姜羊肉汤补虚养血，散寒止痛；

如果妇女妊娠是因肝脾不和所引起的疼痛，应当用当归芍药散养血疏肝，健脾利湿。

治疗产后血虚里寒的方剂：当归生姜羊肉汤

羊肉：血肉有情之品，大补气血，温中止痛；

当归：养血补虚，通经止痛；生姜：温中散寒。

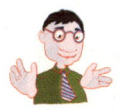 **妇女产后气血郁滞所引起的腹痛。**

妇女产后由于恶露未尽，淤阻产道，导致气机不畅，故腹满腹痛。

治疗产后气血郁滞腹痛的方剂：积实芍药散方

下瘀血汤方

大黄三两　桃仁二十枚　䗪虫二十枚，熬，去足

上三味，末之，炼蜜和为四丸，以酒一升，煎一丸，取八合，顿服之，新血下如豚肝。

产后七八日，无太阳证，少腹坚痛，此恶露不尽，不大便，烦躁发热，切脉微实，再倍发热，日晡时烦躁者，不食，食则谵语，至夜即愈，宜大承气汤主之。热在里，结在膀胱也。

产后风，续之数十日不解，头微痛，恶寒，时时有热，心下闷，干呕，汗出，虽久，阳旦证续在耳，可与阳旦汤。即桂枝汤。

产后中风，发热，面正赤，喘而头痛，竹叶汤主之。

竹叶汤方

竹叶一把　葛根三两　防风一两　桔梗　桂枝　人参　甘草各一两　附子一枚，炮　大枣十五枚　生姜五两

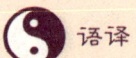

将以上3味药，研细末，炼蜜作成4丸，用酒1升，煎1丸，取八合，一次服下，起初排出的淤血颜色好像猪肝颜色一般。

妇人产后七八天，没有出现太阳表证，却出现小腹部坚硬疼痛，这是由于恶露不尽，淤血停滞于子宫所致。如果兼有不能大便，烦躁发热，脉象微实，在下午三四点钟时，烦躁发热更加严重，不能进食，食后则胡言乱语，到了夜晚就好转，应当服用大承气汤治疗。这是由于邪热停滞于内，壅结在膀胱所致。

妇人在生产后，感受风邪，病情拖延数十天仍不好，出现轻微头痛，怕冷，时常发热，心窝处痞闷，干呕、汗出，病情虽然迁延很久，但仍停留在太阳中风证，此时仍然可以服用桂枝汤以解表散寒，调和营卫。

妇人在生产后，感受风邪，出现发热，面色红，气喘，头痛，应当服用竹叶汤治疗。

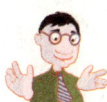

妇女产后淤血停滞所引起的腹痛。

妇女产后腹痛，如果属于气血郁滞所致，只要服用枳实芍药散行气和血，则可消除腹痛。但如果是因淤血停滞所致，症状表现为少腹部刺痛不移，拒按，舌紫暗等，此时则必须以下淤血汤治疗。

治疗产后淤血停滞的方剂：
下淤血汤

大黄：攻下淤血；桃仁：活血化淤；

䗪虫：逐淤通络。

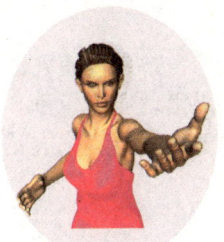

如果是因淤血停滞所致，症状表现为少腹部刺痛不移，拒按，舌紫暗等，此时则必须以下淤血汤治疗。

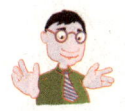

妇女产后实热壅阻于内的腹痛。

人体于下午3～7时阳明盛旺，故在日晡时发热烦躁会加重；阳明胃腑实热，故不能食；胃热气盛，上扰于神明，故谵语。到了晚上，阳明气衰，邪热相对减轻，神明逐渐恢复正常，故谵语得止。

治疗妇女产后，由于实热内结于阳明胃腑的方剂：
大承气汤

大承气汤不仅可以泄热通便治阳明实热，同时也可以将淤血排出体外。

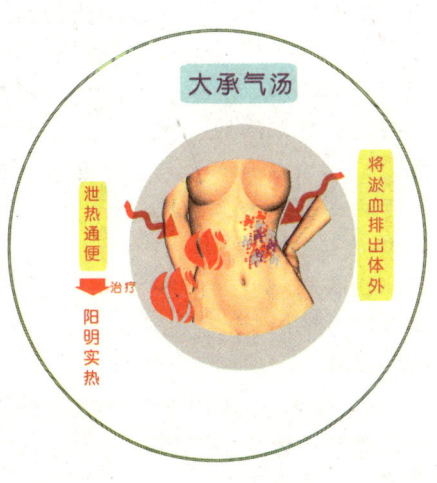

大承气汤

泄热通便

将淤血排出体外

治疗

阳明实热

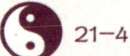

21-4

上十味，以水一斗，煮取二升半，分温三服，温覆使汗出。颈项强，用大附子一枚，破之如豆大，煎药扬去沫。呕者，加半夏半升洗。

妇人乳中虚，烦乱呕逆，安中益气，竹皮大丸主之。

竹皮大丸方

生竹茹二分　石膏二分　桂枝一分　甘草七分　白薇一分

上五味，末之，枣肉和丸弹子大，以饮服一丸，日三夜二服。有热者，倍白薇；烦喘者，加枳实一分。

产后下利虚极，白头翁加甘草阿胶汤主之。

白头翁加甘草阿胶汤方

白头翁　甘草　阿胶各二两　秦皮　黄连　柏皮各三两

上六味，以水七升，煮取二升半，内胶令消尽，分温三服。

语译

将以上10味药，用水1斗，煮取2.5升，分3次温服，盖被取暖使身体汗出。如果颈项强直的，用大附子1枚，破开如豆大，煎药扬去沫。如果呕吐的，加入半夏半升。

妇人在哺乳期间，中气虚弱，如果出现心烦意乱，呕吐，应当安中益气，以竹皮大丸治疗。

将以上5味药，研细末，用枣肉与药混合做成丸如弹子大小，每次1丸，白天服3次，夜晚服2次。如果出现发热的，增加白薇之量至2分；如果烦躁气喘的，加入枳实1分。

妇人生产后，气血不足，又因腹泻下利，导致气血虚极，应当服用白头翁加甘草阿胶汤治疗。

将以上6味药，用水7升，煮取2.5升，加阿胶融化，分3次温服。

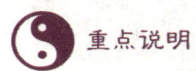 **重点说明**

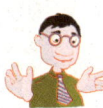 **妇女产后感受风寒、兼有阳虚的证治：竹叶汤**

　　此证是因妇女产后正虚，风邪乘之，形成中风兼阳虚的虚实挟杂证。

　　妇女产后，气血亏虚，又感受风寒邪气，故发热头痛；

　　由于气血亏虚，阴不能收摄阳气，虚阳上浮，故面部潮红，气喘。

　　竹叶：清热以折其阳浮之势；葛根：解表祛邪，滋润生津；桂枝、防风：祛风解表；

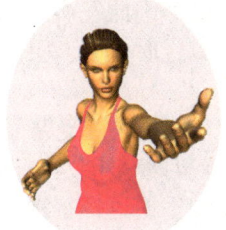

此时若只发汗以解表邪，则容易损伤正气；如果只助阳补气，则表邪不能解，故用扶正祛邪，标本兼顾的竹叶汤治疗。

　　桔梗：开利肺气以平喘；

　　参、附与姜、草、枣：益气扶阳，调和营卫。

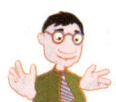 **妇女产后，虚热上逆烦呕的证治：竹皮大丸**

　　竹茹：清热、除烦而止呕；

　　甘草、桂枝、枣肉：扶阳通脉，调和营卫；

　　石膏：清热除烦；白薇：清虚热。

妇人产后，气血亏虚，又因哺乳育儿，乳汁为精血所化，导致阴血则更虚。

阴虚则内热，虚热壅滞于内，故胃失和降而呕逆。

竹皮大丸方证

虚热上扰于神明，故烦躁不安。

 22-1

妇人中风，七八日续来寒热，发作有时，经水适断，此为热入血室。其血必结，故使如疟状，发作有时，小柴胡汤主之。

妇人伤寒发热，经水适来，昼日明了，暮则谵语，如见鬼状者，此为热入血室。治之无犯胃气及上二焦，必自愈。

妇人中风，发热恶寒，经水适来，得七八日，热除脉迟，身凉和，胸胁满，如结胸状，谵语者，此为热入血室也，当刺期门，随其实而取之。

语译

妇人患太阳中风证，出现恶寒发热已经七八天，寒热发作的时间有一定规律，月经也因而停止，这是由于邪热入于血室的缘故。邪热与血液搏结，因此发病时好像疟疾，寒热发作有定时，应当服用小柴胡汤治疗。

妇人感受寒邪而发热，又刚好遇到月经来潮，白天神志正常，夜晚则神昏谵语，精神错乱，好像见到鬼一样，这是因为热入血室。在治疗时，不要损伤胃气以及上、中二焦，病情必然会自行痊愈。

妇人感受风邪，出现发热，怕冷，又刚好遇到月经来潮，经过七八天后，身热已退，出现迟脉，身体凉和，胸胁胀满，好像患了结胸证一样，胡言乱语的，这是热入血室，治疗时应当用针灸法刺期门穴，以泻肝胆实热。

 **重点说明**

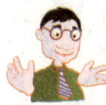 **此段说明妇女经水适来，热入血室的证治。**

妇女在经水来潮时，又因外感风寒，由于血室空虚，表邪趁机入里而化热，侵入胞宫。

血属阴，夜暮属阴；气属阳，昼日属阳。由于邪热入于胞宫血室，热扰血分，故白天神志清楚，黄昏时则神志不清。

此证属于热入血室证，并不是邪热壅结于阳明，也不是表邪未解，故不可用攻下或发汗法治疗，以免损伤上焦之肺气或胃气。

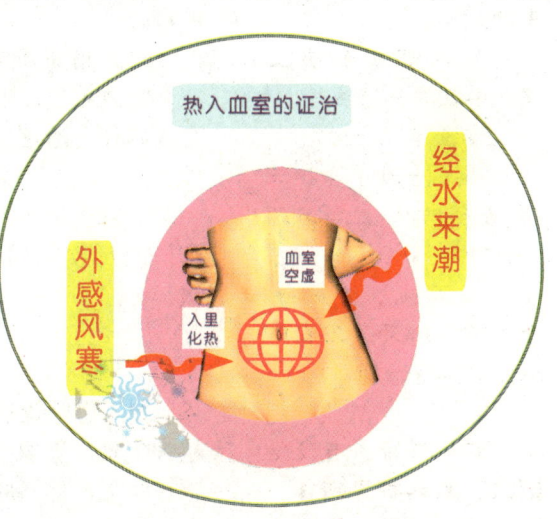

热入血室的证治

经水来潮

外感风寒

血室空虚

入里化热

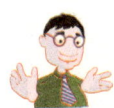 **此段说明妇女患热入血室证，邪热侵扰肝经的证治。**

妇女在经水来潮时，又因外感风寒，患热入血室证七八日后，此时应针刺肝之募穴—期门，以泻肝经之邪热。

身体凉和：妇女在经水来潮时，又因外感风寒，患热入血室证七、八日后，由于肌表邪热已除，故身体凉和。

胸胁胀满，如结胸状：肝主藏血，肝脉分布于胸胁，由于邪热循肝经上扰所致。

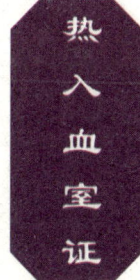

热入血室证

脉象迟：由于邪热阻滞气血，脉行不利。

谵语：由于邪热内扰神明，故谵语。

阳明病，下血谵语者，此为热入血室，但头汗出，当刺期门，随其实而泻之。濈然汗出者愈。

妇人咽中如有炙脔，半夏厚朴汤主之。

半夏厚朴汤方

半夏一升　厚朴三两　茯苓四两　生姜五两　干苏叶二两

上五味，以水七升，煮取四升，分温四服，日三夜一服。

妇人脏躁，喜悲伤欲哭，象如神灵所作，数欠伸，甘麦大枣汤主之。

甘麦大枣汤方

甘草三两　小麦一升　大枣十枚

上三味，以水六升，煮取三升，温分三服，亦补脾气。

妇人患阳明病，出现下血和神昏谵语的，这是热入血室。如果只有头部出汗，治疗时应当针灸期门穴，以泻肝胆实热，使全身微微出汗，则病能愈。

妇人自觉咽喉中好像有肉块梗塞，吐之不出，咽之不下，应当服用半夏厚朴汤治疗。

将以上5味药，用水7升，煮取4升，分4次温服，白天3次，夜晚1次。

妇人患脏躁病，出现悲伤哭泣，精神失常，好像有神灵驱使一样，频频打呵欠，伸懒腰，应当服用甘麦大枣汤治疗。

将以上3味药，用水6升，煮取3升，分3次温服。也可以补益脾气。

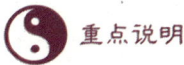 重点说明

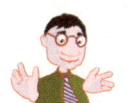 **此段说明妇女平素因患阳明腑实证未解，发展为热入血室的证治。**

由于阳明气分热盛，循经内迫，入于血室所致。

冲脉与足阳明胃经会于气街，由于阳明邪热循着冲脉入于胞宫，逼迫血液下行，故前阴下血。由于邪热内扰神明，故谵语；由于邪热循着冲脉上逆，逼迫津液随之上逆外出，故但头汗出。

此段说明气滞痰结于咽中的证治：半夏厚朴汤（理气降逆，化痰散结）

此证主要是由于情志抑郁不舒，肝失条达，气机郁结，导致津液运行不畅，凝聚而成痰，气滞痰凝，上逆于咽喉所致。

由于咽中如有烤肉块梗阻不适，咯之不出，吞之不下，但又不会妨碍饮食吞咽，故又称为梅核气。

半夏、厚朴：化痰开结，下气降逆；茯苓：健脾、渗湿、祛痰；生姜：降逆气，散痰结；苏叶：利气解郁。

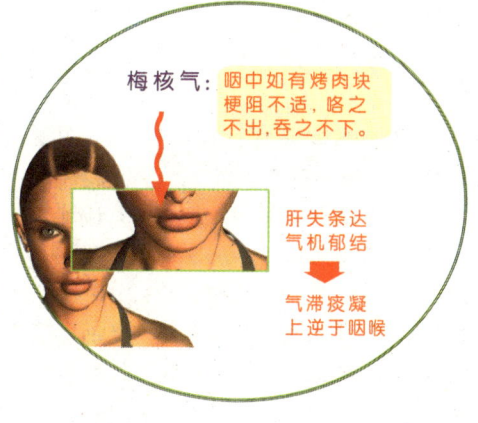

梅核气：咽中如有烤肉块梗阻不适，咯之不出，吞之不下。

肝失条达
气机郁结

气滞痰凝
上逆于咽喉

此段说明脏躁的证治：甘麦大枣汤（补益心脾，缓急安神）

此证是由于情志不舒，肝郁化火，损伤阴液，导致气血不足以濡养心神，故形成躁扰不宁之脏躁证。

小麦：养心健脾，安神宁志；甘草、大枣：健脾补中，缓急止躁。

妇人吐涎沫，医反下之，心下即痞，当先治其吐涎沫，小青龙汤主之。涎沫止，乃治痞；泻心汤主之。

小青龙汤方：见痰饮中

泻心汤方：见惊悸中

妇人之病，因虚、积冷、结气，为诸经水断绝，至有历年，血寒积结，胞门寒伤，经络凝坚。

在上呕吐涎唾，久成肺痈，形体损分。

在中盘结，绕脐寒疝；或两胁疼痛，与脏相连；或结热中，痛在关元，脉数无疮，肌若鱼鳞，时着男子，非止女身。

在下未多，经候不匀，令阴掣痛，少腹恶寒；或引腰脊，下根气街，气冲急痛，膝胫疼烦，奄忽眩冒，状如厥癫；或有忧惨，悲伤多嗔，此皆带下，非有鬼神。

语译

妇人吐涎沫，医生误用攻下法，导致心下痞满，应当先治疗吐涎沫，以小青龙汤治疗。等到涎沫症状消失后，再治疗心下痞满，以泻心汤治疗。

妇人患病的病因，通常是因虚损、积冷与结气所引起，导致月经失调、甚至闭经，历经数年时间，这是由于积冷与结气在于子宫，寒邪损伤经络所致。

如果凝结在上焦，就会影响肺，出现咳吐涎沫，寒邪郁久则化热，邪热损伤肺络，因此形成肺痈病，导致形体消瘦。

如果积冷与结气在于中焦，就会形成绕脐疼痛的寒疝病；或是导致肝失疏泄，出现腹痛及两胁疼痛；如果寒邪从热化，邪热壅结于中焦，就会出现脐下关元处疼痛，脉象数，但无疮疡，全身肌肤枯燥好像鳞甲一般，此病也能出现于男子，不单只发生于女性。

如果积冷与结气在于下焦，就会导致肝肾病变。妇女下血不多，出现月经不调，前阴疼痛，少腹怕冷，或是疼痛牵引到腰脊部，下连于气街，以致发生冲气急痛，两腿膝部与小腿疼痛不宁，甚至突然出现眩晕昏厥，神志失常，类似厥逆癫痫的症

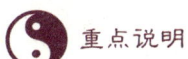 重点说明

此段说明寒饮经误下形成痞证的证治：小青龙汤（温肺化饮），泻心汤（泻下寒痞）

当寒饮停滞于内时，应当用温法治疗。如果误用攻下法，不仅寒饮难去，反而会损伤脾胃，导致寒饮乘虚结聚于心下，故"心下即痞"。

由于寒饮停滞为本，而心下痞为标，故先以小青龙汤温肺化饮，再用泻心汤治痞。

此段说明妇女杂病的证治。

妇人杂病的主要病因不外为"因虚、积冷、结气"所引起。

虚：指气血虚少。

积冷：指寒冷久积。

结气：指气机郁结，气滞血淤。

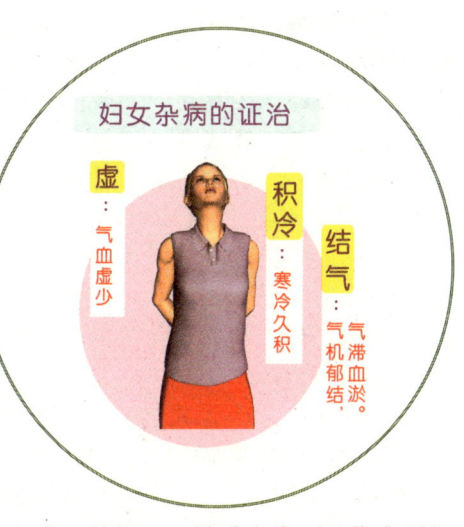

妇女杂病的证治

虚：气血虚少

积冷：寒冷久积

结气：气滞血淤，气机郁结。

此段说明"因虚、积冷、结气"，导致上中下三焦出现复杂的病证。

如果虚、冷、积气侵犯上焦：则呕吐涎唾；或津聚成痰；或久蕴成脓，而发为肺痈。

如果虚、冷、积气侵犯中焦：则发为寒疝绕脐疼痛；或两胁疼痛，并牵及腹内；或脐下关元处疼痛；或肌肤粗糙如鱼鳞状。

如果虚、冷、积气侵犯下焦：则前阴掣痛，少腹恶寒；或腰膝酸软疼痛；或头昏目眩，甚者昏眩扑地，不知人事。

 22-4

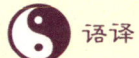 语译

状，或是忧愁，或是悲伤易怒，这些都是由于妇女患带下病所致，并不是鬼神作祟。

久则羸瘦，脉虚多寒。

如果病情日久不愈，则会导致身体消瘦，脉象虚弱，怕冷。

三十六病，千变万端；审脉阴阳，虚实紧弦，行其针药，治危得安；其虽同病，脉各异源，子当辨记，勿谓不然。

妇人共有36种疾病，这些疾病的变化十分复杂，医者应当仔细审察脉象的变化，分辨阴阳、虚实、紧弦等脉象，并且根据病证的不同，或是用针，或是用药物来治疗，才能使病情转危为安。因为，有些疾病虽然症状相同，但脉象却完全不同，因此必须详细分辨，不要认为这些话是多余的。

问曰：妇人年五十所，病下利数十日不止，暮即发热，少腹里急，腹满，手掌烦热，唇口干燥，何也？

有人问：妇人已有50岁，患下体出血数十天而不止，傍晚时即发热，少腹部拘急，腹部胀满，手掌心烦热，口干唇燥，这是什么原因呢？

师曰：此病属带下。何以故？

老师回答：这是由于月经不调。有什么根据呢？

254

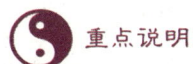

重点说明

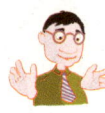

妇人杂病有"三十六病"之称，因此在诊病时，必须详细审查脉象的阴阳、虚实、紧弦，才能正确判断病证的寒热虚实。

此段说明妇女冲任虚寒兼有淤血停滞，导致血不归经的证治：温经汤（温经散寒，活血化淤）

　　妇女于50岁时，冲任脉已经亏虚，月经应当停止，如今却反而月经下血不止，表示为崩漏病。主要病因为冲任虚寒兼有淤血停滞，导致血不归经所致。

　　由于下血数十日不止，阴血严重损耗，阴虚则内热，故暮即发热，手掌烦热。

　　由于冲任虚寒，寒凝气滞，故少腹里急，腹满。

　　由于淤血停滞于内，气血津液难以上行，又加上里热的蒸熏，故唇口干燥。

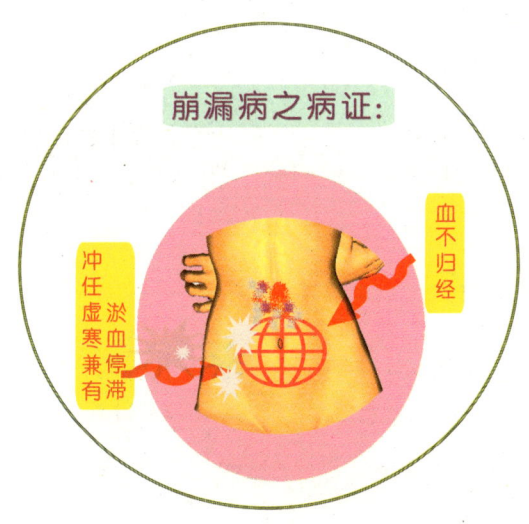

崩漏病之病证：

冲任虚寒兼有　淤血停滞　血不归经

 22-5

曾经半产，瘀血在少腹不去。何以知之？

其证唇口干燥，故知之。当以温经汤主之。

温经汤方

吴茱萸三两 当归 川芎 芍药各二两 人参 桂枝 阿胶 牡丹皮，去心 生姜 甘草各二两 半夏半升 麦门冬一升．去心

上十二味，以水一斗，煮取三升，分温三服。亦主妇人少腹寒，久不受胎；兼取崩中去血，或月水来过多，及至期不来。

带下经水不利，少腹满痛，经一月再见者，土瓜根散主之。

土瓜根散方

土瓜根 芍药 桂枝 䗪虫各三两

上四味，杵为散，酒服方寸匕，日三服。

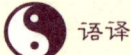 语译

因为病人曾经小产，有淤血停滞在少腹还不能完全尽除的缘故。怎么知道淤血还没有去呢？

从口干唇燥的症候就可以推知，应当服用温经汤治疗。

将以上12味药，用水1斗，煮取3升，分3次温服。也可以治疗妇人少腹寒冷，久不受孕，兼能治疗崩漏下血，或是月经量过多，以及月经迟迟不来。

妇人患月经不调，出现少腹胀满疼痛，月经1个月来2次，应当服用土瓜根散治疗。

将以上4味药，捣为散剂，用酒送服方寸匕，1日3次。

 重点说明

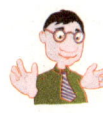

温经汤（温经散寒，活血化淤）

本方证是因下元亏虚，导致冲任虚寒，淤血内停所致。治疗时应当温经散寒，养血祛淤。

吴茱萸、桂枝、生姜：温经散寒；

当归、川芎、芍药、阿胶、麦冬：滋阴养血；

牡丹皮：活血化淤；

人参、甘草：益气健脾；

半夏：化痰除湿。

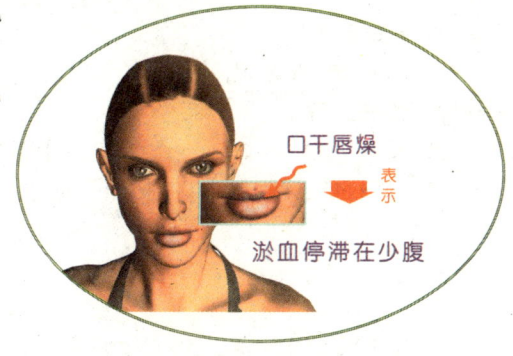

口干唇燥 表示

淤血停滞在少腹

此段说明妇女经水不畅的证治：**土瓜根散**（破淤活血，通调营血）

本证主要为淤血停滞于内，阻碍气血的运行所致。治疗时应以活血化淤为主。妇女月经不能按期而至或经行不畅利，如果兼有少腹胀满疼痛者，通常是因血淤气滞所致。

土瓜根、蟅虫：破血消淤；

桂枝：温通血脉；

芍药：滋阴和血。

 22-6

寸口脉弦而大，弦
则为减，大则为芤，减
则为寒，芤则为虚，寒
虚相搏，此名曰革。妇
人则半产漏下，旋覆花
汤主之。

旋覆花汤方
旋覆花三两　葱
十四茎　新绛少许
上三味，以水三
升，煮取一升，顿服
之。

妇人陷经，漏下黑
不解，胶姜汤主之。

妇人少腹满如敦
状，小便微难而不渴，
生后者，此为水与血俱
结在血室也，大黄甘遂
汤主之。

大黄甘遂汤方
大黄四两　甘遂二
两　阿胶二两
上三味，以水三
升，煮取一升，顿服
之，其血当下。

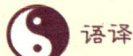 语译

如果寸口部出现弦大的脉象，脉
弦表示气血衰弱，气血衰弱而出现脉
象浮大时表示为芤脉，气血衰弱主寒
证，芤脉主虚证，寒与虚相合，称为
革脉。在妇人患病，则出现小产或是
漏下，应当服用旋覆花汤治疗。

将以上3味药，用水3升，煮取1
升，1次服下。

妇人下体出血而淋漓不断，血色
黑且不能停止的，应当服用胶姜汤治
疗。

妇人出现少腹胀满如器皿状，小
便稍微不通畅，口不渴，如果发生于
产后的，这是因为水与血互相壅结在
子宫的缘故，应当服用大黄甘遂汤治
疗。

将以上3味药，用水3升，煮取1
升，1次服下，淤血应当排出。

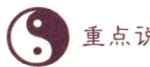重点说明

此段说明平素体质虚寒，兼有淤血停滞，导致半产漏下的证治。

脉形弦而无力，大而中空之象，即为革脉，主要是因气血亏虚，虚寒内生所致，由于气血亏虚，不能养胎，故半产漏下。

原文"旋覆花汤主之"，似乎与症状不相符合，故后世医家多有不同的看法。有一种观点认为，半产漏下，虽然是因气血亏虚所引起，但在用补气血药之前，由于虚寒邪气未除，故必须以旋覆花汤开结解郁，温行血气，先解结聚之邪，之后再进行温补。

此段说明妇女经血下陷，出血不止的证治：胶姜汤（温经养血）

陷经：

指妇女经血下陷，月经出血日久不止；主要是因冲任虚寒，气能不摄血，导致经血下陷所致。陷经又可以分为漏下与崩中。

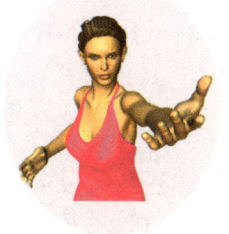

陷经：指妇女经血下陷，月经出血日久不止；主要是因冲任虚寒，气能不摄血，导致经血下陷所致。

漏下：月经出血量少，淋漓不止。
崩中：月经出血量多，来势急促。

此段说明妇女胞室中有积水与淤血停滞的证治：大黄甘遂汤（破淤逐水）

妇女少腹痛满并且隆起如敦状，表示为有形之邪凝结于下焦所致。小便排解轻微困难，但口不渴，表示为膀胱气化失常。但仅有小便轻微困难的病情，尚不至于导致少腹胀满如敦状，因此表示仍有淤血内停，故必须以大黄甘遂汤，同时破淤血与逐水湿。

大黄：泻下壅结；甘遂：袪逐水邪；

阿胶：滋阴养血，缓和大黄、甘遂的峻猛药力，使攻邪而不伤正。

 22-7

妇人经水不利下，
抵当汤主之。亦治男子
膀胱满急有瘀血者。

抵当汤方

水蛭三十个，熬
虻虫三十枚，熬，去翅
足　桃仁二十个，去皮
尖　大黄三两，酒浸

上四味，为末，以
水五升，煮取三升，去
滓，温服一升。

妇人经水闭不利，
脏坚癖不止，中有干
血，下白物，矾石丸主
之。

矾石丸方

矾石三分，烧　杏
仁一分

上二味，末之，
炼蜜和丸枣核大，内脏
中，剧者再内之。

妇人六十二种风，
及腹中血气刺痛，红蓝
花酒主之。

红蓝花酒方
红蓝花一两

上一味，以酒一
大升，煎减半，顿服一
半，未止再服。

　　妇人月经淋漓不断，或是月经量
过少，这是因为淤血壅结于子宫的缘
故，应当服用抵当汤治疗。也可以治
疗男子膀胱胀满拘急而有淤血的。

　　将以上4味药，研为细末，用水5
升，煎取3升，去药渣，温服一升。

　　妇人月经停闭或是经行不畅，子
宫内有淤血干结不散，由于淤血不
去，形成湿热而排出白带，用矾石丸
治疗。

　　将以上2味药，研细末，炼蜜制
成药丸如枣核大小，放入阴道里，病
情未改善的可以再用。

　　妇人感受62种风邪，风邪与血气
相合，导致气血停滞不行而出现腹部
刺痛，应当服用红蓝花酒治疗。

　　将以上1味药，用酒1升，煎煮成
半升，初次先服用半量，如果刺痛不
止的可以再服。

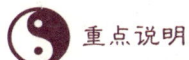

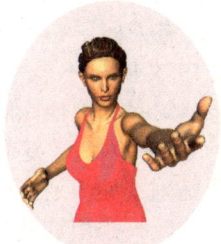 **此段说明妇女因淤血内阻所致经水不畅、经闭的证治：抵当汤（破淤、活血、通经）**

妇女经水不利，有虚、实的区别，抵当汤适用于淤血内停，导致冲任受阻的经闭实证，兼有少腹硬满疼痛或拒按，舌青黯或尖边有淤点，脉沉弦或沉涩有力等症。

水蛭、虻虫：虫类药，药力峻猛而有毒，二者合用，破血逐淤、通经。

> 妇女经水不利，有虚、实的区别，抵当汤适用于淤血内停，导致冲任受阻的经闭实证。

此段说明妇女因淤血内阻、并且兼有湿热带下的证治：矾石丸（燥湿止带）

妇女因淤血停滞，导致体内水湿聚而化热，湿热下注，以致出现湿热带下、经行不畅或经闭不行。

矾石：燥湿收敛，解毒杀虫；

杏仁：防止矾石太过于燥涩，避免引起局部干涩不适；

以蜜和为丸，能起到缓慢溶化而发挥疗效，有助于将其顺利纳入阴道之中。

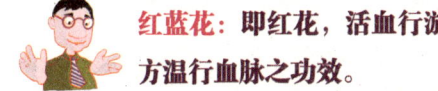 **红蓝花：即红花，活血行淤止痛，用酒煎煮之，能加强本方温行血脉之功效。**

本方药力不像土瓜根散、抵当汤般峻猛。适用于妇女无论外感风邪还是寒邪所引起的血腹中刺痛，红蓝花能活血行淤而止痛。

 **22-8**

妇人腹中诸疾痛，
当归芍药散主之。

当归芍药散方：见
前妊娠中

妇人腹中痛，小建
中汤主之。

小建中汤方：见前
虚劳中

问曰：妇人病，饮
食如故，烦热不得卧，
而反倚息者，何也？

师曰：此名转胞，
不得溺也。以胞系了
戾，故致此病，但利小
便则愈，宜肾气丸主
之。方视虚劳中

肾气丸方

干地黄八两　薯蓣
四两　山茱萸四两　泽泻
三两　茯苓三两　牡丹皮
三两　桂枝　附子炮，各
一两

上八味，末之，
炼蜜和丸梧桐子大，酒
下十五丸，加至二十五
丸，日再服。

蛇床子散方，温阴
中坐药

蛇床子仁

上一味，末之，以
白粉少许，和令相得，
如枣大，绵裹内之，自
然温。

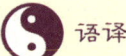 **语译**

妇人患各种腹痛证，应当服用当
归芍药散治疗。

妇人腹部疼痛，应当服用小建中
汤治疗。

有人问：妇人患病，饮食正常，
心中烦热，不能平卧，反而倚床喘
息，这是什么原因呢？

老师回答：这种病称为转胞，主
要是因小便不通，膀胱胞系扭转不顺
所致，只需用通利小便，则病情可以
痊愈，应当服宜用肾气丸治疗。

将以上8味药，共研细末，炼蜜
制成药丸如梧桐子大小，用酒送下15
丸，如果无效，可增加到25丸，1日2
次。

将药物研为细末，用白粉少许，
混合均匀，合成红枣大小，用绵裹放
入阴道中，使温暖直达于病所，以驱
除阴中之寒湿。

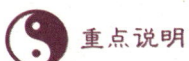 重点说明

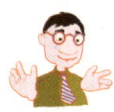 **此证与妇女妊娠时因肝脾不和所引起的腹痛治法相同：当归芍药散（调和肝脾气血，通利水湿）**
此证主要是因妇女的肝气不舒，气血运行不畅，故腹中疼痛。

当归、川芎：补血柔肝；芍药：养血舒肝、缓急止痛；
白术：健脾燥湿；茯苓、泽泻：渗湿泄浊。

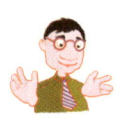 **此段说明妇女因脾胃虚寒所致腹痛的证治：小建中汤（温中散寒）**

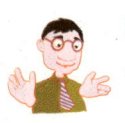 **此段说明妇女因肾阳不足转胞的证治：肾气丸（温阳化气，通利小便）**

此证是因肾阳不足，膀胱气化失司，以致水道闭阻，湿浊不能排泄而上冲，最终导致膀胱的排尿功能失常，故"不得溺"。

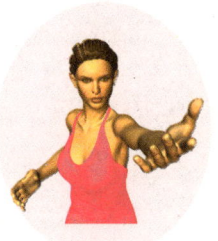

转胞：因膀胱扭转不顺，故名转胞；指小便不通，小腹急胀而痛。

由于湿浊逆而上冲，妨碍肺气的正常肃降，故烦热，倚息，而不能平卧。

此段说明妇女因平素阳虚，寒湿浸淫胞宫的外治法：蛇床子散

蛇床子：燥湿、温阳、散寒。
铅粉：甘辛寒，有毒，杀虫，生肌。

22-9

少阴脉滑而数者，
阴中即生疮，阴中蚀疮
烂者，狼牙草汤洗之。
　狼牙草汤方
　狼牙草三两
　上一味，以水四
升，煮取半升，以绵缠
筋如茧，浸汤沥阴中，
日四遍。

　胃气下泄，阴吹而
正喧，此谷气之实也。
膏发煎导之。
　膏发煎方：见黄疸
中

　小儿疳虫蚀齿方
　雄黄　葶苈
　上二味，末之，取
腊日猪脂，熔，以槐枝
绵裹头四五枚，点药烙
之。

语译

　如果少阴脉出现滑数的脉象，主
要是因湿热下注，导致前阴生疮，如
果前阴腐蚀糜烂的，应当用狼牙汤外
洗。

　将以上1味药，用水4升，煮取半
升，用绵缠于筷子上，如同蚕茧一般
大小，浸入药液洗涤阴中，1日4次。

　如果胃气下泄，前阴出声好像后
阴屎气一样喧然有声的，这是由于肠
中大便燥结所致，应当用膏发煎润肠
通便。使大便通畅，则阴吹可止。

　将以上2味药，研细末，取腊月
猪油熔化，以槐树枝四五枚，用绵裹
头，点药烙烤蛀齿患处。

 重点说明

此段说明妇女因下焦湿热，导致前阴蚀疮的证治：狼牙草汤（清热燥湿，杀虫止痒）

肾司二阴，少阴脉主候肾。少阴脉出现滑而数的脉象，表示为下焦湿热蕴结。湿热壅滞于前阴，致使前阴糜烂成疮，兼有阴中灼热，痒痛不适等症。

狼牙草：味苦性寒，寒能胜热，苦能燥湿，清热燥湿，杀虫止痒。

此段说明妇女因血虚津亏，胃肠燥结导致阴吹的证治：膏发煎（养血润燥、通导大便）

妇女平素冲任亏虚，由于胃中谷气太过于实盛，胃气乘冲任之亏虚，不得从大便转出，反而从前阴窍中泄出，直走前阴而为阴吹。而谷气之所以实盛，主要是由于胃中津液枯燥，阳气独盛所致。故不能以承气汤攻下，而必须以养血润燥的膏发煎治疗。

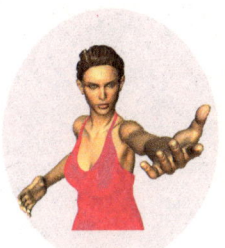

阴吹：指妇女前阴出气有声，如后阴屎气状。

此段说明小儿疳虫蚀齿的外治法：小儿疳虫蚀齿（燥湿解毒、祛风杀虫）

此证主要是因小儿喂养不当或乳食失调，或是嗜食肥甘厚味等物，容易酿生为湿热而结聚于口齿所致。

雄黄：燥湿解毒，祛风杀虫；葶苈子：化痰利湿，下气破滞；

猪脂，槐枝：祛风、杀虫、解毒。